现代胸心外科疾病诊疗理论与实践

王　颜　主编

吉林科学技术出版社

图书在版编目（CIP）数据

现代胸心外科疾病诊疗理论与实践 / 王颜主编. --
长春 ： 吉林科学技术出版社，2019.6
ISBN 978-7-5578-5667-0

Ⅰ．①现… Ⅱ．①王… Ⅲ．①胸腔外科学－诊疗②心
脏外科学－诊疗 Ⅳ．①R655②R654

中国版本图书馆CIP数据核字(2019)第119051号

现代胸心外科疾病诊疗理论与实践

主　　编	王　颜	
出 版 人	李　梁	
责任编辑	孙　默　史明忠	
装帧设计	张　丽	
开　　本	787mm×1092mm　1/16	
字　　数	216千字	
印　　张	11.25	
版　　次	2020年4月第1版	
印　　次	2020年4月第1次印刷	

出　　版　吉林科学技术出版社
发　　行　吉林科学技术出版社
地　　址　长春市龙腾国际出版大厦
邮　　编　130021
发行部电话/传真　0431-85635177　85651759　85651628
　　　　　　　　　　　　　85677817　85600611　85670016
储运部电话　0431-84612872
编辑部电话　0431-85635186
网　　址　www.jlstp.net
印　　刷　三河市元兴印务有限公司

书　　号　ISBN 978-7-5578-5667-0
定　　价　60.00元

前　言

随着医学科学技术的飞速发展,许多新理论、新技术不断产生。近几年来,微创外科、电视胸腔镜等技术在胸心外科的应用,更丰富了胸心外科的内容,显著地提高了胸心外科的治疗水平。为便于胸心外科及其他有关科室医师参考,编者在参阅大量的文献基础上,结合自身临床经验,编写了本书。

本书对胸心外科各种常见病、多发病的病因、发病机制、诊断要点及处理方法做了详细介绍。本书还对胸心外科的近期研究成果及一些新技术、新方法在胸心外科的应用进行了介绍,为临床的应用提供参考。本书结构严谨、层次分明、内容新颖、专业度高,是一本极具参考价值的专科书籍。

尽管在本书编撰过程中,编者做出了巨大的努力,对稿件进行了多次认真的修改,但由于编写经验不足,加之编写时间有限,书中如存在遗漏之处,敬请广大读者提出宝贵的修改建议,以期再版时修正完善!

目　录

第一章　胸心外科应用解剖

第一节　胸部表面解剖标志

一、胸部垂直线

为了便于在胸部表面分区和定位,通常应用以下几条垂直线。

1.正中线　为锁骨间胸骨中点的垂直线及胸椎棘突垂直线,二线在正位时重叠,可利用此线来判断胸片是否倾斜。

2.锁骨中线　为锁骨中点的垂直线,正常心脏常不超出此线。

3.腋前线　通过腋窝前缘的垂直线。

4.腋后线　通过腋窝后缘的垂直线。

5.腋中线　介于腋前线和腋后线中间的垂直线,为穿刺引流常取的部位。

二、胸骨标志

1.胸骨柄切迹　为胸骨柄上方的自然凹陷,颈部气管位于中央,在行气管切开、判断纵隔有否移位、有无纵隔气肿常以此处为解剖参考部位。在行前纵隔手术、心脏大血管手术,也都要以胸骨柄切迹作为主要标志,进行胸骨正中劈开的手术操作。

2.胸骨角　为胸骨柄和胸骨体交界处,形成一明显横嵴,极易扪到。其两旁与第2肋软骨相连,是体表计数肋骨的重要标志。此角也是某些内脏的重要标志:①是两侧胸膜在前纵隔正中线的相遇处;②平行于主动脉弓的下缘和气管分叉部;③是两侧肺门的上界和上下纵隔分界的平面;④相对于第4～5胸椎椎间盘水平。

三、肩胛骨标志

肩胛骨上角肩峰及下角均系骨质突起,容易摸到。肩胛下角在第7后肋间隙,但有活动性。在检查手术时可以利用此点做为解剖定位用。在行胸廓成形术若仅切除上 6 肋时,应将肩胛下角切除,以免下角与第 7 肋骨磨擦,使肩部活动受限及引起疼痛。

四、肺裂标志

肺裂起于第 4 椎体旁向前下斜行,在腋中线时达第 5 肋,在胸骨外缘时在第 6 肋。其上方为上叶,下方为下叶。右侧又有一横裂,始于腋中线第 4 肋水平向前,将上叶与中叶分开。根据肺裂位置及在正侧位 X 线片上的投影可以判断病变的部位与范围,亦可根据肺裂移位情况判断病变性质和肺容积变化。

第二节　胸廓、胸膜及膈肌

一、胸廓

胸廓位于颈、腹部之间,由 12 块胸椎、12 对肋骨和 1 块胸骨加上之间的连接组织构成两个横切面向上成肾形的腔。上下各两个口,上方为入口,由胸骨柄、第 1 肋骨及第 1 胸椎形成,比较狭小,和颈部相连。下方为出口,骨剑突、第 7 肋至第 10 肋融合在一起的肋软骨、第 11 肋前部、第 12 肋骨及 12 胸椎体构成,比较宽大,借助膈肌面和腹部相隔。胸廓内面衬有壁层胸膜。

1.胸壁的主要结构　包括骨骼支架、肌肉、神经、血管及胸膜。

(1)胸骨:为长形的扁平骨,位于前胸正中线。长度为 15～20cm,由分别骨化的软骨前体而形成三部分:胸骨柄、胸骨体及剑突。胸骨柄上缘形成胸骨上切迹,下缘与胸骨体相连,相连处凸起形成胸骨角是主要的体表标志。此处骨质薄弱,胸骨骨折多发生在此处。胸骨体是胸骨的主要部分,下端和剑突相连。剑突形状不一,有的下端呈分叉状。

(2)肋骨:共 12 对,偶可见颈肋和腰肋。第 1 肋骨最短,第 7 肋骨最长,胸部手术中,从切口向上不易摸到第 1 肋,故常以第 2 肋为起点向下数。肋骨呈弓状弯曲,分头、颈、结节、角及体部,在其下缘内面有肋骨沟,以第 3～9 肋明显,肋间血管和神经沿此沟前行。

(3)胸壁的肌肉:覆盖在胸前外侧的肌肉有胸大肌、胸小肌;侧方有前锯肌;背侧有斜方肌、背阔肌、菱形肌、大圆肌、小圆肌,下后锯肌及骶棘肌等。以上肌肉主要作用是固定和运动颈、臂和躯干,有时亦辅助呼吸。胸部手术需切断某些肌肉,缝合时一定要对合整齐,术后尽早活动锻炼,争取更好地恢复功能。

胸大肌血运丰富,而背阔肌体积又较大,临床上常利用此肌修补胸壁的缺损,充填脓腔。

(4)胸壁的筋膜:胸壁的筋膜分深、浅两层。浅层位于皮下,深层覆盖在胸肌及胸背肌的表面,并伸入到各块肌肉内形成每块肌肉的鞘,并和颈深筋膜、腹部筋膜相连。故当外伤致张力性气胸严重时可引起颈部和腹部、会阴部皮下气肿。

(5)肋间隙:肋间隙为胸外科常见手术的必经之路,每对肋间隙中含有肋间肌及神经、血管。

肋间肌分二层:①肋间外肌位于外层。纤维方向斜向前下方,其作用是提肋助吸气。当切除肋骨剥离骨膜时,应遵循肋间外肌的方向,剥离上缘是由后向前,而剥离下缘时需由前向后,否则会感到困难,而且易伤及肋间血管、神经。②肋间内肌位于内层。肌纤维方向和肋间外肌相交叉,肋间神经和血管行走于该肌之间。其作用是助呼气。③胸横肌与肋间内肌、腹横肌属同一层次,位于胸壁的前面,其作用是收缩时可协助呼气。

(6)肋间神经:为胸神经前支,穿出椎间孔后行于胸膜和后肋间隙之间,在后方一般走在二肋之间,位于动脉上方,至肋角处进入肋沟,至肋角向前侧转位到动脉的下方,走在肋沟中。神经沿途分出肌支供邻近的肌肉,达腋中线处分出外侧皮支到前侧及背部皮肤,本干继续前进,末支在距胸骨缘约 1.0cm 处穿过肋间内肌和肋间外韧带成为前皮支,分布于正中线附近的皮肤,故开胸手术后常出现伤口前下方麻木,其原因于此。

(7)肋间血管

①肋间动脉分前后两个来源,后肋间动脉自降主动脉每个肋间向左、右分别发出一支,沿肋下向前行,在腋中线前又分为两支,与来自胸廓内动脉的前肋间动脉吻合,前肋间动脉在每一肋间隙的上、下各有一支。因此,在胸腔穿刺时,为了防止伤及肋间血管,如在肋角向后方进针应在下位肋的上缘,在肋间隙前面进针应在上、下肋骨之间进行。

②肋间静脉同动脉伴行,前方注入胸廓内静脉,后方汇合成奇静脉(右)及半奇静脉(左),然后注入下腔静脉。

③胸廓内动脉起自锁骨下动脉,距胸骨外缘约 1.5～2.0cm 处平行下降,位于肋软骨后肋间内肌及胸横肌之间,有两条静脉伴行,至肋弓处分为膈肌动脉与腹壁上动脉。做漏斗胸胸骨板翻转手术时,最好保留此动脉,以维持胸骨的血运,在胸骨旁做心包穿刺时,应紧靠胸骨边缘进针,以免损伤此血管。由于第 2、3 肋间隙较宽,临床需要做胸廓内动脉结扎时,多选择此平面结扎较方便。当用游离空肠代食

管时,可考虑用此动脉和肠系膜血管吻合。

2.临床解剖要点

(1)由于第2肋骨中部有后斜角肌和部分前锯肌附着,所以在手术中,从肩胛骨下面向上扪数肋骨时,所扪到的最高肋骨就是第2肋。

(2)手术中需切除肋骨时,应沿肋间外肌附着方向剥离骨膜,即在肋上缘由后向前,而肋下缘则由前向后。

(3)肋骨下缘内面有一浅沟,肋间神经与血管沿此沟分布,因此在肋间穿刺时,进针应在肋间隙的下部(靠近下一肋的上缘),以减少刺伤血管的可能。而在肋间隙前部穿刺时,因为此处沿肋骨下缘和沿肋骨上缘走的肋间后动脉的吻合,所以既不宜靠近肋骨上缘,也不宜靠近肋骨下缘,应在肋间隙中部进针。

二、胸膜

1.解剖特点　胸膜是一层薄的浆膜,有互相移行的内、外两层,内层包绕在肺的表面称脏胸膜,外层位于胸壁的内面称壁胸膜。两层构成一潜在的腔隙称胸膜腔,平时仅为一薄层浆液所分开。壁胸膜和胸壁骨及肌肉之间尚有一层疏松的蜂窝组织和胸廓内筋膜,胸膜外的手术沿此层进行。

2.左、右两侧胸膜完全分开　脏层胸膜贴在肺表面,壁层胸膜根据部位不同,又可分为膈胸膜、肋胸膜、纵隔胸膜和顶胸膜四个部分。两层胸膜于肺门处会合,在肺根下方,脏层胸膜前后重叠,形成的胸膜皱襞称为肺下韧带。

三、膈肌

1.解剖特点　膈肌呈穿隆状。界于胸、腹腔之间,两侧膈肌不在同一平面上,通常右侧高于左侧约4.0cm。膈的周围为肌形纤维,周围的肌纤维向中央集中移行为中心腱。膈肌肌肉起源于三部分,即胸骨部分、肋骨部分和腰椎部分。膈肌在发育过程中,各起始部之间形成三角形的腔隙。在膈的腰部与肋部之间称腰肋三角,膈的胸骨部与肋骨之间称胸肋三角。此三角区内有腹壁上血管通过。在胸骨的后方两个外肌束之间有一不尽明显的裂孔称正中三角。所有三角皆为解剖上的薄弱处,膈疝可发生于此,其中的左侧腰肋三角为膈疝的好发部位,占70%～80%。从腰肋三角处发生的膈疝称为胸腹裂孔疝或椎体旁疝(Bochdalek孔疝);从胸肋三角处发生的膈疝称为胸骨旁疝(Morgagni孔疝)。

来自腰椎部分的膈肌以左、右角的形式起自上第2～3腰椎两侧及腰大肌上端的内侧弓状韧带和腰方肌上段端的外侧弓状韧带,在第12胸椎至第1腰椎处,左右两脚会合而成一深长的裂孔,即主动脉裂孔,内有主动脉和胸导管通过。当右侧角上升时,肌纤维形成一个逐渐的向前弯曲度和左角的部分肌束围成一孔,即食管裂孔,内有食管和伴行的迷走神经通过。从此孔发生的疝称食管裂孔疝。位于膈肌腱之右侧,第8胸椎平面有一腔静脉裂孔,内有下腔静脉和右膈神经通过。

膈的运动及感觉神经来自颈丛(颈3、4、5)。左、右膈神经在心包左右两侧,经肺门前方下行到达膈肌,分成3支进入膈肌支配膈肌运动。正常平静呼吸时,膈肌上下移动 $1\sim2.5cm$,膈肌总面积约 $250\sim270cm^2$,每下降 $1.0cm$ 可增加胸廓容积 $250\sim270ml$。

2.临床解剖要点

(1)膈肌是重要的呼吸肌,并有帮助下腔静脉回流和增加腹压等作用。膈运动的幅度,平静呼吸约 $1\sim2cm$,深呼吸时则可达到 $4\sim6cm$。膈的面积约为 $280cm^2$,因此膈肌每下降 $1cm$ 可使肺容量增加近 $300ml$。

(2)膈神经的感觉纤维分布在膈的中心部、肝及胆囊。在患胸膜炎后膈神经受到刺激时或上腹部脏器合并感染刺激膈腹膜时都可在右肩部及锁骨上区出现疼痛。其原因是膈神经与分布肩部及锁骨下区皮肤的感觉神经纤维同来自于第4颈神经。

(3)膈肌的运动受膈神经支配,一侧膈神经受损伤或被恶性肿瘤累及时可导致该侧膈神经瘫痪。透视可见隔肌出现矛盾运动。临床上常用膈神经压榨术造成膈神经麻痹,使膈面抬高来治疗下叶肺切除术后残腔过大,用于预防术后胸腔内感染及余肺代偿性肺气肿。

第三节　胸内脏器解剖

一、气管和主支气管

1.气管　成年男性气管长度 $10\sim12cm$,平均 $10.8cm$,女性略短于男性。气管横断面呈椭圆形,前后径约为 $1.8cm$,横径为 $2.0cm$。气管上端在第6颈椎平面起于环状软骨下缘,在胸骨角平面止于气管隆突,相当于胸椎 $4\sim5$ 之间,形成气管分叉,分为左、右主支气管。根据行程和部位,以胸廓上口平面为界,气管可分颈、胸两段。

(1)气管颈段:指喉下缘以下、胸骨切迹平面以上部分,长约 $6.5cm$。

(2)气管胸段:指胸骨切迹平面以下、隆突以上部分,位于上纵隔内。

(3)隆突:气管在胸骨角水平分为左、右主支气管起始部之嵴谓之隆突。正常隆突锐利,夹角呈锐角,约75°,随呼吸及体位变动,有一定的活动度。

2.气管的血供、神经及淋巴

(1)血供:上段气管来自甲状腺下动脉;下段气管来自支气管动脉的分支;少数来自胸廓内动脉及胸主动脉分支。

(2)神经:气管的神经来自迷走神经、喉返神经气管支和交感神经。

(3)淋巴:气管的淋巴管分为两组:一组位于粘膜,一组位于粘膜下层;分别汇入邻近的淋巴结,如气管前淋巴结、气管旁淋巴结、气管支气管淋巴结。

3.左、右主支气管

(1)左主支气管:与气管中轴延长线夹角40°～50°,在第6胸椎高度入左肺门,平均长约5cm,中部内径平均1.1cm,左主支气管较右主支气管细长,有7～8个软骨环。其上方有动脉弓由前下向后上绕行,后方有食管、胸导管及降主动脉。

(2)右主支气管:与气管中轴延长夹角20°～30°,在第6胸椎高度入右肺门,平均长约2.3cm。右主支气管中部内径平均1.41cm,由于其走行较为垂直,异物易进入其内。其前方有上腔静脉,上方有奇静脉弓,右上肺静脉位于前下方。

4.临床解剖要点

(1)气管位置:正常人气管位于颈部及纵隔部正中,但许多气管邻近脏器的病变,可使纵隔和气管移位或压迫气管。如:各种原因引起的毁损肺、张力性血气胸、大量胸腔积液、巨大纵隔肿瘤、肺不张及甲状腺肿大。临床上常可根据气管移位与病侧的关系来推测病变的性质。对胸外伤及胸外手术后的病人常根据气管的位置来调整某些治疗。

(2)气管的血运均由侧面进入气管,在进行气管手术时,应沿气管的前面及后面进行解剖游离,以免损伤过多供血血管,发生断端供血不足,影响吻合愈合。

(3)食管前壁与气管后壁紧密相连,晚期食管癌可以从食管前壁侵入气管后壁,形成食管-气管瘘。病人饮水及进食时可出现呛咳,食管镜及纤维支气管镜检查均可证实瘘的存在。

(4)气管纵轴活动度很大,屈颈时几乎全部气管均可移入胸内,但伸颈时约2/3的气管可伸至颈部,提示气管肿瘤手术时可望切除至5cm。

(5)由于气管两侧部均于颈动脉鞘相邻,提示行气管切开时一定要使头保持正中位,避免损伤颈部大血管造成致命性损伤。同时要注意有些成年人无名动脉不寻常地高,当颈部轻度伸展时在颈下部横过气管。在儿童,颈部常比成年人短,气管软且活动度大。左无名静脉及无名动脉可在颈下部见到,在气管切开时必须防止其损伤。故气管切开多在颈段气管第 2～5 软骨环的范围进行。

（6）在纤维支气管镜检查时发现隆突夹角变化有重要临床意义。夹角变小提示一侧主支气管上方受压,夹角变大提示隆突下淋巴结显著增大。

二、肺

双肺位于胸腔内,正常情况下除肺根以及肺韧带固定于纵隔外,其余部分则完全游离。肺分三缘和三面,前缘和下缘薄而锐,后缘圆钝。三面即膈面、肋面及纵隔面,分别与膈肌、胸壁、纵隔相邻。

1.肺叶、肺裂及肺段　右肺分上、中、下三叶,左肺有上、下二叶。右肺体积略大于左肺,通常比例10∶9。

右肺有斜裂及水平裂,左肺仅有斜裂,右肺斜裂起于第 5 肋间水平,向前下行走,止于第 6 肋软骨与膈肌交叉处。水平裂在腋中线第 6 肋骨水平起于斜裂,向前行至第 4 肋软骨处。左肺斜裂的后端起自第 3、4 肋间,向前后下止于第 6 或第 7 肋骨与肋软骨交界处。肺裂常有变异和发育不全,肺裂发育不全可分肺裂长度不足和肺裂过浅。

肺段是肺的独立解剖单位,对肺段的认识对胸外科医生有重大意义,每个肺叶可分为若干肺段,每个肺段可再分为数个亚段。各肺段都是楔形,尖朝肺门,底朝肺表面。各肺段均有自己的支气管及相应血管分布。肺段动脉与段支气管并行,但肺段静脉却在两段之间,接受相邻两段的血液,故肺段静脉可作为各段之间的分界标志。

根据肺段支气管的分布,右肺分为 10 段,左肺分为 8 段,这是因为左肺上叶的尖段和后段支气管及下叶内基底段和前基底段支气管常发自一个主干之故,所以在临床上仍有部分学者将左肺分为 10 段。各肺段的名称与它的段支气管名称一致,并用字母及数字代表。

2.肺门与肺根　肺根由支气管、肺动、静脉,支气管动、静脉、神经、淋巴管及结缔组织等组成。肺根的诸结构被胸膜所包绕形成进出肺脏的大型支气管血管束称之为肺门。临床上把此处称之为第一肺门。各肺叶支气管、动静脉出入肺叶之处称之为第二肺门。

左、右两肺根结构的位置关系由前向后左右相同。即前方是上肺静脉,中间是肺动脉,后方是支气管。由上而下,左、右有所不同,即左肺门最上方为肺动脉,中间是支气管,下方是上肺静脉,而右肺最上方是上叶支气管,其次是肺动脉、中间支气管,下方是上肺静脉。左、右下肺静脉位置最低。此静脉包在肺下韧带内,并与肺门其他结构有一定距离。

3.**肺的血管、神经及淋巴** 左、右肺动脉在主动脉弓下方分别起自右心室的肺动脉干。右肺动脉较左肺动脉粗且长,在主动脉升部和上腔静脉后方,奇静脉弓下方,右主支气管的前方,右上肺静脉的上后方横行进入右肺门,分为上、下两支。上支较小,进入右肺上叶,又称上干。下支较大,进入右肺中下叶,分出右肺中、下叶动脉。右肺动脉分支比较恒定,变异较小。左肺动脉经胸主动脉、左主支气管前方,肺静脉后方进入左肺门,然后绕左主支气管上外方分出数支上叶支,再转向下后方分出下叶及舌叶支。左肺上叶动脉分支变异较大,少则3支,多则7支,但以4支多见。施行左肺上叶手术时,须将各分支暴露清楚,以防误伤。

两肺静脉逐级汇集成左、右、上、下肺静脉。左上肺静脉收集左肺上叶及舌叶的静脉血;右上肺静脉收集右肺上叶和中叶静脉血;左、右下肺静脉分别收集两肺下叶静脉血,最后汇入左心房。

肺的神经由迷走神经和交感干的分支组成肺丛,位于肺根周围,随后发出分支分布肺内,有传出神经纤维至支气管的肌层,还由支气和肺泡粘膜来的传入纤维。

肺的淋巴分浅深两组:浅组分布于肺胸膜深面,形成淋巴管丛,再汇合成淋巴管,最后注入支气管肺门淋巴结。深组位于各支气管及血管周围,并形成淋巴管丛,再汇合成淋巴管,最后也汇流至支气管肺门淋巴结。

4.**临床解剖要点**

(1)右上肺静脉汇集来自上叶及中叶的静脉分支血液,行右肺上叶切除时需注意千万不能将中叶静脉一同结扎,只能处理右上肺静脉上叶支。

(2)右上肺静脉除分布于上叶同名肺段者外,尚有一支深静脉汇集前段下部的血液,它位于上、中叶之间的水平裂,在后支的前方且与后支常相互重叠,手术时应注意不要损伤。

(3)左、右两肺上、下四支肺静脉通常在心包外主干的距离不超过1cm,其中最短的是右下肺静脉在心包外仅0.4cm,故在行肺叶切除手术安全的处理方法是游离其属支后再加以妥善处理。

(4)四支肺静脉在心包内均有少许行程再入左心房,故发生肺静脉意外出血不好处理时,可先局部压迫,然后切开心包,在心包内处理肺静脉控制出血。

(5)肺动、静脉血管同体循环血管比通常壁薄、口径粗、变异多,手术时应用"五重结扎法"妥善处理。术中一旦出现大出血险情,应沉着快速地用纱布填压出血处并吸除积血,查明出血部位,准确予以钳夹止血或修补出血点,切勿慌忙钳夹,否则将会造成更大血管撕裂。

（6）良性疾病行肺切除时，多先处理肺动脉，后处理肺静脉；但在肺部恶性肿瘤切除时应先结扎处理肺静脉，而后再处理肺动脉。以防术中挤压使肿瘤细胞脱落，进入静脉，造成癌栓血行转移。

（7）有时右肺动脉上干发出过早，在右肺动脉还未进入肺门即位于上腔静脉后方时，即发出上干，在行右全肺切除时可先行处理右肺动脉上干后再处理右肺动脉。另外，在游离动脉的过程中，有的肺静脉分支恰好遮盖在需处理的动脉上，故可先处理该支静脉再处理相关血管。

（8）右肺中叶支气管起始部的周围，有三组淋巴结围绕，加上中叶支气管细而长，一旦炎症、结核、肿瘤等原因引起淋巴结肿大，可造成细长的中叶支气管狭窄或梗阻，引起中叶肺不张。

（9）肺裂常因炎症及先天发育不全而形成肺裂不全，常给肺叶切除手术带来困难，可用钝性分离、剪刀剪开及钳夹切断等方式处理，但在近肺门时要小心解剖，避免损伤肺动、静脉。

三、食管

食管为消化道的入口，主要功能是作为吞咽食物至胃的通道，同时在食管的上端和下端有括约肌功能，分别防止误吸及胃食管返流。

1.食管的走行　食管位于后纵隔内，始于第 6 颈椎水平，上起咽部，下端相当于第 10 胸椎处穿过膈肌，止于胃贲门。成人食管长约 25cm，如加上门齿到咽的距离约 15～16cm，全程长约 40～41cm，并随身高的不同略有改变。

临床上把食管划分为三段，食管有三个生理性狭窄，三个自然弯曲，有三处部位易发生憩室。

（1）分段：早年按照食管上下位置，以主动脉弓上缘和下肺静脉下缘平面为界分为上段、中段和下段。因临床检查很难确定下肺静脉的下缘，因此食管中、下段的划分常存在困难，且这两个部位的肿瘤切除在手术难度上和手术方式上均有不同，近年有人提出修改食管的分段标准。即：食管自入口（环状软骨下缘）至胸骨柄上缘为颈段，其下为胸段。胸段食管又分为上、中、下 3 段，胸骨柄上缘平面至气管分叉（隆突）平面为胸上段，气管分叉至贲门口平面的中点以上为胸中段，以下为胸下段（包括腹段食管），从实用性上，新标准更趋向合理性。

（2）生理性狭窄：第 1 个狭窄是咽与食管相接处，是由环咽肌围绕造成的。管腔直径约 1.4cm，距门齿约 15cm，是食管的最窄处。第 2 个狭窄是由左主支气管和主动脉弓跨过食管的前壁和左外侧壁的压迹造成。管腔直径约 1.5～1.7cm，距门齿约 22.5cm。第 1 个狭窄位膈肌食管裂孔处,是由胃食管括约肌功能造成的,该处管腔经测量为 1.6～1.9cm,距门齿约 40cm。

(3)生理性弯曲:食管全程有 3 个自然弯曲,有 3 次偏离中线。起始端以下略偏左,在颈根部第 2 胸椎附件稍偏右,自第 5 胸椎以下又偏左,穿过膈肌食管裂孔与贲门相连,掌握了解食管的走行有助于指导食管手术的径路。

由于解剖上的原因临床上有 3 个部位易发生憩室:咽与食管的交界处、膈上食管下段及食管中段的支气管旁。

2.食管的毗邻关系

(1)颈段食管:前方为气管,后方为覆盖于颈长肌的椎前颈筋膜。气管与食管的两侧沟内有左、右喉返神经。两侧有颈血管鞘相邻,内含颈动、静脉和迷走神经。并有相应的甲状腺及甲状腺下动脉,在颈部食管游离时应避免损伤动脉鞘及迷走神经的喉返支。

(2)胸段食管:位于胸腔内后纵隔。在第 5 胸椎水平以上前方有气管,在气管分叉平面食管的右侧有奇静脉弓,左侧有主动脉弓底部和降主动脉。由此向下,食管位于心包及左心房的后方。气管分叉以下食管位于脊柱前,食管、脊柱之间含有奇静脉、胸导管、肋间血管及降主动脉。腹段食管穿过膈裂孔位于主动脉的前方,长约 2～4cm,在腹腔内时,有腹膜(胃膈韧带)及筋膜覆盖,位于肝左叶的食管沟后方。前、后迷走神经干分别紧贴食管的前、后方。腹段食管的后部与膈肌脚、脾缘相邻,形成扁平细长的盲孔,是发生膈下感染不易充分引流的部位。

3.食管的血液供应

(1)食管动脉:颈段来自甲状腺下动脉的分支,胸段主要来自支气管动脉及降主动脉的分支,腹段来自胃左动脉分支。各动脉间别有吻合支,但不丰富。

(2)食管静脉:与食管动脉伴行,上段注入甲状腺下静脉,中段主要流入奇静脉、半奇静脉,下段与胃底静脉相吻合。此部为门脉及体循环静脉的主要交通支,门静脉高压病人食管静脉扩张,破裂时可造成大出血。

4.食管的淋巴引流及神经分布　食管上端的淋巴管注入气管淋巴结颈深淋巴结。食管中段的淋巴管注入气管、支气管淋巴结以及沿食管和主动脉周围排列的纵隔淋巴结。食管下段的淋巴管汇入沿胃小弯排列的胃上淋巴结。一部分食管淋巴结可直接入胸导管。

胸导管长约 40cm,起于乳糜池,沿腹主动脉右后方向上,经主动脉裂孔进入胸腔,位于胸椎右前方,奇静脉与胸主动脉之间,至第 5 胸椎平面,在胸主动脉平面跨过脊柱左前方,继续上行,沿左锁骨下动脉内侧至颈部转向左下,注入左颈内静脉或左静脉角。胸导管接受膈肌以下所有器官和组织的淋巴液。左上肢、头颈的左半，胸壁、大部纵隔器官、左肺及左膈的淋巴也流入胸导管。胸部其余淋巴汇入右淋巴管。

食管的神经支配无外科重要意义，当施行食管切除时，喉返神经以下的迷走神经一般随同食管一并切除。

5.食管的结构　　食管结构分4层：外层（纤维层）、肌层、粘膜下层及粘膜层。外层、亦称纤维层，包括致密结缔组织的外膜。肌层由较厚的外层纵层及内侧环层组成。近食管的上端，纵形肌纤维在后方呈 V 形分开形成一薄弱处，咽部憩室即源于此。食管的上 1/4 部位肌层呈横纹状，以下渐为平滑肌替代，下 1/2 全部为平滑肌。食管下端环形肌较厚，但并无解剖上的括约肌。粘膜下层比较疏松，在吞咽时粘膜层易于伸展，粘膜下层有食管腺，通过腺管开口于食管腔。粘膜层为浅灰红色的坚韧层，为非角化复层鳞状上皮。

6.食管与胃结合部　　这个部位像咽、食管连接部一样，在非进食状态下是处于关闭状态。它的唯一生理功能是保证食物由食管到胃的单向流动，防止胃内容物返流入食管。从解剖结构上食管胃结合部自上而下可分为膈上段的壶腹区、食管下端狭窄高压区、前庭（腹内段）及贲门。对贲门的抗返流作用具有生理作用的解剖因素有：①食管裂孔周围的膈肌纤维吸气收缩时对食管下端有一种钳夹样作用；②食管下端增厚的肌纤维和来自胃底的内层斜形肌纤维相结合、交错，形成一种皱襞样的活瓣结构；③下段食管和胃底之间所形成的锐角，即 His 角，正常为 $70° \sim 110°$；④膈食管膜以及在横膈处食管裂孔的膈食管膜结构；⑤食管下端的生理高压区，约 $1.47 \sim 2.45 kPa(15 \sim 25 cmH_2O)$；⑥吸气时腹段食管的正压作用。

7.临床解剖要点

(1)食管的弯曲和狭窄有非常重要的临床意义，食管内异物常停留在狭窄区之上。另外，误吞腐蚀性液体最易发生瘢痕狭窄的也是上述生理狭窄区。同时临床上行胃肠及食管检查时也要注意这些生理狭窄及弯曲以防误伤。

(2)食管的营养动脉短、侧支循环少，因此手术时分离食管不可过长，以免造成术后缺血影响吻合口愈合。

(3)静脉系的奇静脉及来自门静脉系的胃左静脉的属支借食管静脉丛进行吻合。在门静脉高压时，这些静脉扩张，在行食管镜时可见扩张的食管静脉丛呈蚯蚓状，重者充满管腔，曲张的静脉丛一旦破裂可产生严重出血甚至危及生命。

(4)食管在胸腔的走行，上、下段偏左侧，故上、下段食管癌手术常经左侧剖胸口有利于手术野的暴露和操作，中段食管癌则行右侧后外侧切口进胸更有利于手术操作。

（5）食管癌上中段以鳞状上皮癌多见，而下段及贲门以腺癌多见。上段食道与喉返神经紧密相邻，因此上段食管癌易累及喉返神经，引起声音嘶哑。中段食管癌临床最常见，该部门的癌组织极易侵入附近的一些重要器官，如主动脉弓、隆突、肺门等。因此中段食管癌手术切除率较低。下段食管癌周围间隙广阔，相对不易侵犯重要脏器，故手术切除率较高，预后较好。

四、心包

心包是一个纤维浆膜囊，包裹在心脏和大血管根部。心包分为壁、脏两层。脏层为浆膜层，贴于心脏表面，又称心外膜；壁层为纤维结缔组织，较坚韧，基底部附着于膈肌的中央。大血管根部为壁、脏两层心包移行区，又称心包反折。心包前面上方有两侧的胸膜、肺及胸腺与胸骨隔离，前面下方第5肋软骨的胸骨后面无胸膜覆盖为心包裸区，也是心包积液穿刺点之一。心包壁、脏层之间为心包腔，正常状态下为一潜在腔隙，内有少量淡黄色浆液，如心包内积液急性增加超过50ml就有可能产生压迫症状，而慢性增加有时超过1000ml亦不产生压迫状。

1.心包斜窦　位于左心房后面偏左，是脏层心包于肺上静脉平面向下转折，覆盖于食管及降主动脉的前面而形成一个"T"型的窦腔，谓之斜窦。其边界：右方上有肺静脉，下有下腔静脉，左上方为左肺静脉。

2.横窦　包绕于升主动脉及主肺动脉的脏层心包向后反折覆盖于右肺动脉平面所形成的窦隙为横窦，位于上述两大动脉的后面。通过横窦置放阻断钳将主动脉阻断行心内直视手术。

若欲解剖右肺动脉可从主动脉和上腔静脉之间切开右肺动脉表面的心包壁层即可将其游离；在横窦内切开近上腔静脉右肺动脉表面的心包壁层即可容易安置上腔静脉临时阻断带。

3.心包小隐窝　在右侧心包腔内，心包贴敷于高低不平的大血管表面即形成若干个心包小隐窝。

（1）升主动脉后小隐窝：升主动脉的后面上腔静脉之左，右肺动脉之前与横窦相通，亦为横窦入口。

（2）上腔静脉后的小隐窝：位于上腔静脉外侧的后面，在右肺动脉和右肺上静脉之间。

（3）右肺上下静脉间小隐窝：位于右肺上、下肺静脉之间。

（4）右肺下静脉与下腔静脉间小隐窝：位于右肺下静脉和下腔静脉之间，体外循环心内直视手术时,可通过心包斜窦由右肺下静脉和下腔静脉间小隐窝穿出,安放控制下腔静脉血流的纱带。但要注意勿损伤右肺下静脉、下腔静脉和扩大的左心房。

(5)房间沟:右心房与右肺静脉间形成一沟即房间沟。表面覆盖有脂肪组织;切开心包脏层,解剖脂肪组织深达 1.5cm 左右可见左、右心房肌壁,可经此径路进入左心房行二尖瓣手术。

4.临床解剖要点

(1)壁层心包厚而坚韧且伸缩性小,在心包积液、积血、积脓时,容易压迫心脏引起心脏压塞。

(2)心包穿刺的部位选择要求避免损伤胸膜、胸廓内动脉及心脏,故胸骨旁第6肋间穿刺是安全可行的,因此处不但是心包裸区无胸膜遮盖,并对着心脏下缘,且位置最低,是心包积液、积血及积脓首先聚集之处。另外,剑突下心包穿刺同样可避免刺伤胸膜、胸廓内血管;如进针恰当也不会刺伤心脏,所以在此处行心包穿刺也是安全可行的。

(3)横窦及斜窦是脓液容易局限的地方。

五、心脏

心脏有四腔,即右心房、右心室、左心房、左心室。

1.右心房　右心房壁薄,表面光滑,右心耳短小呈三角形,基底部宽大。主要解剖结构包括:

(1)窦房结:右心耳上缘与上腔静脉交界处有窦房结,为心脏起搏点所在处。

(2)界嵴:心房窦部与右心房的交界线隆起称为界嵴。自上腔静脉入口的前面延至下腔静脉入口的前面,界嵴后面的部分心房光滑,为静脉窦部分,而界嵴前面的部分心房有高低不平的梳状肌分布,梳状肌间的心房壁极薄如纸并呈透明状。

(3)房间隔:右心房后壁为房间隔与左心房相隔。

①卵圆窝:近房间隔中央有一卵圆形凹陷为卵圆窝。其前上缘可能有未闭合的小裂口与左心房相通称为卵圆孔未闭。

②房间隔的周围关系:房间隔的左侧为二尖瓣环,右侧为三尖瓣和中间间隔,其前缘正对主动脉后窦的中点,下方为中心纤维体;房间隔下缘正在二尖瓣环上,在中间间隔上方为卵圆窝下缘的肌性结构,前端对中心纤维体,后端与下腔静脉相连;房间隔后缘正对房间沟;上缘与上腔静脉内侧壁相延续。

(4)三尖瓣孔:位于右心房前面下部,正常该孔可容纳三指尖。

（5）腔静脉

①上腔静脉由右心房上端注入右心房,开口处无瓣膜。

②下腔静脉与上腔静脉并不位于同一直线上,下腔静脉于右心房下方注入右心房,入口指向卵圆窝。胚胎期下腔静脉入口前面有较大的静脉瓣,引导下腔静脉血经卵圆孔进入左心房,出生后该静脉瓣退化,有时此瓣仍非常显著,遗留在下腔静脉入口前面,称为下腔静脉瓣,在行房间隔缺损修补时应仔细辨认,切勿将下腔静脉瓣当作房间隔缺损的边缘缝合修补,而造成下腔静脉血被引入左心房的严重后果。

（6）冠状静脉窦:冠状静脉窦口位于下腔静脉的内上方与三尖瓣孔之间,一般可容纳一指尖,其边缘也常有一薄膜来自胚胎期的右静脉瓣称之为冠状窦瓣,冠状静脉窦口为房间隔上的一个重要解剖标志,由冠状窦口、Todaro腱和三尖瓣隔瓣环构成Koch三角,此处有房室结发出的希氏束沿房室纤维环上方横行于房间隔右面,又于三尖瓣隔瓣下进入室间隔,在该区域进行手术,如原发孔房间隔缺损,左室右房通道、膜部室间隔缺损修补时应注意防止传导束的损伤。

2.右心室　右心室外貌为三角形,其上部呈圆锥状,通往肺动脉主干,与右心房相交处为房室环,有三尖瓣将房室隔开,右心室腔由两部分组成,一个是流入道为右心室的体或窦部,另一个是流出道为右心室的漏斗部。

（1）室上嵴:为右心室内一增厚的肌肉嵴,其上方至肺动脉瓣的空间为右心室流出道,下方为右心室的流入道。

①壁束:室上嵴的右侧部分为壁束,沿右心室前壁和房室环的外侧伸展至心脏右缘,壁束与主动脉右冠窦相对应,并对其有支撑作用,当右心室流出道狭窄疏通时,该处隆起的肌肉不可修剪过多以防损伤主动脉窦。

②隔束:室上嵴的左侧部分称为隔束,其后方为左心室流出道,隔束延续向下连于前乳头肌的基部为调节束,右束支由此经过。

（2）乳头肌:右心室腔内有许多纵横交织的肉柱小梁,围成很多间隙。肉柱发达者形成乳头肌,其顶端的腱索连附于三尖瓣,最为突出且较恒定不变者为起源于右心室前外侧壁的前乳头肌;右心室腔下方有后乳头肌,隔束右下缘发出一较小的圆锥乳头肌。

（3）室间隔:由膜部室间隔及肌部室间隔两部分组成。

①膜部间隔:主动脉右、后瓣环交界的下方,肌部室间隔的上方,左心室与右心房和右心室之间的组织呈膜状,称膜部间隔,三尖瓣环横跨其间,将其分为上、下两部分,位于上方者称膜部间隔心房部,位于下方者称为膜部室间隔,其上界为主动

脉瓣环,后下方有传导束通过,该处手术应注意防止损伤。

②肌部室间隔:肌部室间隔占空间隔的大部分,可分为窦部、小梁部、漏斗部。窦部室间隔位于右心室流入道;小梁部室间隔位于右心室腔下部;漏斗部室间隔上界为肺动脉瓣环,下界为室上嵴,主动脉右窦有一部分骑跨于漏斗部室间隔上。

3.左心房

(1)左心耳:左心房的前面有左心耳,一般较右心耳狭长,基底部较窄。

①左心耳基底部心房壁往往较薄,当施行左径二尖瓣闭式扩张分离术时,因左心耳狭长基底部较窄,手指伸入勉强,有可能使左心耳内侧基底部裂开引起严重出血,有时裂口向冠状动脉方向伸展,伤及冠状动脉,此时探查手指应采取旋转式动作逐渐扩大轻柔缓慢进入,千万不可强行,确实困难者可考虑经左心房壁或肺静脉进入。

②左心耳附近的心室表面有一血管三角区,表面覆有一层脂肪组织与心耳内侧面相隔,该三角区的上缘为左冠状动脉的旋支,内下缘为冠状动脉的前降支,心大静脉与两动脉相交构成血管三角区的外下缘,若遇左心耳内侧壁撕裂时,以钳夹左心耳转折压向心内室面,可用缝线将左心耳缝于左心室肌壁上,但必须注意此血管三角区切勿将冠状动脉缝合在内。

(2)肺静脉口:左心房壁较右心房壁为厚,且内壁光滑,其后壁有 4 个孔,左、右各 2 个,为肺静脉入口。

(3)二尖瓣:位于左心房的下部,可容两指通过,二尖瓣由大瓣和小瓣组成。大瓣位于前内侧靠主动脉一边,小瓣位于后外侧,前外交界对向左腋前线,后内交界对脊柱右缘。

4.左心室　　左心室略呈狭长形,从心室的横剖面可以看到左心室肌壁为一圆桶形,其边界从心脏外面看相当于前室间沟和后室间沟。左心室肌壁为整个心脏肌壁的最厚部分,约为右心室肌壁厚度的 3 倍,心脏舒张时二尖瓣开放下垂入左心室内,大瓣的基部与主动脉无冠状瓣和左冠状瓣间有纤维组织相连结,有如垂幕状的隔,将左心室划分成后半部分为流入道,前半部分为流出道。

(1)乳头肌:由左心室心尖区的前壁和后壁分别发出前乳头肌和后乳头肌,前乳头肌为单个,后乳头肌有 2～3 个乳头,乳头肌顶端有许多腱索联系于二尖瓣边缘及其下面。

(2)室间隔:室间隔大部分为极厚的肌肉组成,向右室面突出,凹面在左心室。室间隔的上部为纤维组织呈薄膜状称室间隔膜部,此隔将主动脉前庭或主动脉瓣下窦与右心房下部和右心室上部隔开。

（3）主动脉前庭或主动脉瓣下窦形似管状,壁较光滑,为左心室流出道的主要部分,其前外侧壁为肌肉组织,由邻近的室间隔和心室壁组成,此处可有先天性主动脉瓣下狭窄呈膜状或广泛的肌肉肥大,当切除这些狭窄组织时将后内侧壁的二尖瓣大瓣推开以免损伤。

（4）心尖肌壁一般较薄,易撕裂造成大出血,若在左心室心尖置入器械或引流管须做切口时,不宜正对心尖处切开,切口应在心尖部的上方 2cm 处,此区域血管较稀少,肌壁较坚厚不易撕裂。

5.心脏瓣膜

（1）二尖瓣:其结构由二尖瓣瓣叶、腱索、乳头肌与二尖瓣环组成。二尖瓣位于左心房与左心室之间。

①瓣叶:瓣叶为弹性柔软的膜状组织,基底附着于二尖瓣环,靠近心室间隔的瓣叶大至呈长方形,称大瓣或前瓣;位于后侧的瓣叶较小,呈长弧形。前叶附着线占瓣环周径 1/3,而后叶占 2/3。前、后叶的面积相近。前、后叶正对左侧腋前线方面的交界称前外交界,正对脊柱左侧缘的交界称后内交界。

②腱索:前瓣与后瓣粗糙部的边缘及后瓣基底的心室壁均有腱索附着,另一端附着于乳头肌。少数直接附着于室壁肌。第 1 排腱索附着于瓣叶的游离缘;第 2 排附着于瓣叶下方中部;第 3 排附着瓣叶的基底部与心室壁直接相连。第 1 排腱索甚为重要,因其中任何一支断裂均可引起一定程度的二尖瓣关闭不全。

③乳头肌:左室有二组乳头肌,前外侧组称前乳头肌,后内侧称后乳头肌,每组乳头肌各向两瓣叶发出 1/2 的腱索。前乳头肌,大多数为 1 个乳头肌,少数为 2 个乳头肌,或 1 个乳头肌有 2 个头。后乳头肌大多为多头。

④二尖瓣环:二尖瓣环呈马蹄形,其内前 1/3 为左、右纤维三角,前瓣基底部附着于此处,其余 2/3 是纤维条结构,后瓣叶和交界部附着于此部。

（2）三尖瓣:三尖瓣位于右心房与右心室之间,由三个瓣叶组成,其瓣环略呈三角形,为心脏纤维支架的组成部分及三尖瓣叶基底部附着处。三尖瓣环在室间隔的附着部较固定,附着右心室游离壁部分则可随心室壁的扩大而伸长,形成关闭不全。因此,三尖瓣环缩术主要为缩短此处瓣环。三尖瓣三个瓣叶前瓣最大,通常为半环形,隔瓣位于后,隔交界在前、隔交界之间部分基底附着于右室后壁,大部分附着于隔壁。后瓣位于前、后瓣与后、隔瓣交界之间,瓣叶最小,三尖瓣的腱索前起源于乳头肌,也可起源于右心室壁或隔壁。附着于瓣叶及腱索称"真腱索",附着在其他部位者则称"假腱索"。三尖瓣最大的乳头肌为前乳头肌,后乳头肌较小。圆锥乳头肌为右心室手术时常用的外科标志。

(3)主动脉瓣:主动脉瓣解剖结构包括瓣叶、瓣环、主动脉窦、升主动脉根部与主动脉瓣下组织。

①瓣叶和主动脉窦:由 3 个大小相等、位置等高、半月状瓣叶组成,基底部附着于弧形变曲的瓣环上,瓣叶与其相应的主动脉壁构成向上开口的袋状结构为主动脉窦。主动脉窦的高度相当于瓣环底部至交界顶的高度。根据主动脉窦有无冠状动脉开口,分右冠状动脉窦、左冠状动脉窦和无冠状动脉窦。

②瓣环:主动脉瓣环由 3 个弧形纤维索带连接而成。

③主动脉瓣下组织:主动脉的左瓣叶后半与后瓣叶的瓣环下方为纤维组织,向下延伸为二尖瓣前瓣。共同构成左室流入口和流出口之间分界。主动脉瓣下的半周为肌组织,其前方与左心室侧壁的一部分肥厚时可导致主动脉瓣下狭窄。

(4)肺动脉瓣:肺动脉瓣由 3 个半月瓣组成,即左瓣、右瓣和前瓣。在心脏纤维支架中,肺动脉根部的纤维组织比较薄弱,靠圆锥腱将其与主动脉相联属,故肺动脉瓣及瓣环亦比较薄弱。肺动脉瓣环与右心室漏斗部心肌相连,左瓣与漏斗部隔束相延续,右瓣与壁束相延续。左、右瓣的内 1/2 与主动脉壁紧邻,左、右瓣交界与主动脉左右瓣交界相对应,但肺动脉侧交界较主动脉侧略高。

6.心脏的传导系统 窦房结、房室结和房室束 3 部分构成了心脏的传导系统。该系统是由一种特殊的神经性心肌纤维构成,其功能是调节心脏的节律性搏动。窦房结位于上腔静脉进入右心室入口处,是心跳的起搏点,心脏周期性搏动的兴奋从此结开始;房室结位于房室隔的交界区,在冠状静脉窦的下方;从房室结向下有 1 条传导组织称为房室束,该束通过右房室环至室间隔膜部的后缘,转向前至室间隔肌的上缘,在此分为左、右束支,最后分为心脏传导末梢纤维到达心室肌,上述传导系统径路中有障碍就会出现心脏传导阻滞。

7.临床解剖要点

(1)心耳内面由于交织成网状的梳状肌束,因粗糙不光滑,在心功能不全、血流缓慢时,容易在此形成血栓,产生非常严重的临床后果。

(2)二尖瓣、三尖瓣、主动脉瓣和肺动脉瓣是确保心脏内的血液按生理要求流动的重要结构。二尖瓣与三尖瓣上的腱索能防止瓣膜翻入心房。各类心瓣膜病不论是狭窄或闭锁不全,开始均由心脏相应部分扩张和肥厚来代偿。失代偿时就出现循环障碍如瘀血、水肿等。

(3)室上嵴是由心肌构成的隆起,如过于肥大就可引起右心室输出道狭窄。

(4)熟知心脏传导系统各部的位置和走行可避免心脏手术时传导束的误伤。

(5)心脏传导系统的上述关键部分一旦被药物、疾病或手术损伤,兴奋就可能传导不全或完全阻断,称为心脏传导阻滞,包括窦房结阻滞及房室传导阻滞。

六、冠状循环

心脏是维持全身血液循环的泵。自身也需要血液循环即冠状循环,有动脉和静脉。冠状动脉血送达心脏各部通过冠状静脉将静脉血回流入右心房。

1.冠状动脉　心脏本身的营养血管为左、右冠状动脉,是升主动脉发出的第 1 对分支,因它的主支绕房室沟走行如冠状而得名。冠状动脉起源于主动脉窦开口可呈圆形、卵圆形或一狭窄的裂隙,左冠状动脉开口为 0.5～0.7cm,右冠状动脉开口为 0.15～0.3cm,冠状动脉开口可有变异,有时左冠状动脉有 2 个开口,一为左冠状动脉前降支开口,另一为旋支的开口;右冠状动脉开口可能缺如,或开口于左冠状主动脉窦。

(1)左冠状动脉:由左冠状动脉窦发出,在左房室沟内斜行于肺动脉和左心耳之间,达左冠状沟后分为前降支、回旋支和二者之间分出的对角支,左冠状动脉主干长约 2cm,有时极短。

①前降支:为左冠状动脉的直接延续,沿前室间沟较靠右心室侧行至心尖,绕心尖切迹转向心脏膈面上,止于后室间隔下 1/3 处,与膈面后降支的分支相吻合,前降支沿途发出 3 个主要分支:左心室前支、右心室前支、室间隔前支。血液供应左心室前壁,室间隔的前 2/3 及下 1/3 区域,前室间沟附近的右心室前壁,左心室乳头肌的大部分,左、右束支及心尖的全部。

②旋支:常于左冠状动脉主干呈直角分出,沿左房室沟左行在心脏左缘转向后面,终止于近心脏左缘的左室后壁。沿途有 3 个分支:左心室前支、左心室后支、左心房支。旋支血液供应左心室外侧壁的大部分,左心室后乳头肌的大部分,前乳头肌的一部分,左心房和半数人的窦房结。

③对角支:在前降支和旋支之间或前降支近侧发出,分布到左心室前壁上部。

(2)右冠状动脉:起自右冠状动脉窦,由主动脉根部前外侧壁呈垂直分出,斜向右下行走,经右房室沟在心脏右缘转向膈面、房室沟,向中线行至房室交叉或心脏十字处止于后室间沟下 2/3 处,沿途有 4 个分支:右心室支、右心房支、左心室后支、后降支。右冠状动脉血液供应右心室、右心室的大部分,左心室隔面或后瓣的一部分,左心室后乳头肌的部分,窦房结(约 55%)。

右室漏斗部血供,多数来自前降支和右冠状动脉第 1 分支(圆锥支),有时这两者互相吻合成环,称为 Vieussen 环,常给右心室切口带来困难。

根据冠状动脉后降支的来源可分为 3 种冠状动脉类型:右优势型,后降支来自右冠状动脉的右回旋支,国人约占 65.7%;左优势型,后降支来自左回旋支,国人占

5.6％；中间型(双优势型)，左、右回旋支均有后降支,国人占28.7％。

2.冠状静脉　　大多汇集到位于心脏膈面左房室沟的冠状静脉窦内,窦长2～3cm。

(1)心大静脉:起自心尖部,沿前室间沟到心脏膈面入冠状静脉窦。其属支来自左心室,左、右心室前壁及左心室侧缘。

(2)心小静脉:走行于右心房和右心室后面的冠状沟通内常与心中静脉汇合进入冠状静脉的末端。接受右心房及右心室后面的血液。

(3)心中静脉:起源于心尖部沿心脏膈面的后室间沟与心小静脉汇合入冠状静脉窦的末端。引流左、右心室膈面、室间膈后部和心尖部的血流。

(4)右心室后静脉:走行于左心室膈面,常汇入冠状静脉窦,但亦有汇入心中或心大静脉者。

(5)右房斜静脉:左心房后壁一小静脉,沿右房后面斜行汇入冠状静脉窦的左端,静脉上端与上腔静脉韧带相连,两者均为左总静脉的残留物。

3.临床解剖要点

(1)当冠状动脉粥样硬化,动脉部分或完全闭塞可引起心肌供血不足,重者引起心肌梗死,产生严重后果甚至危及患者生命。

(2)冠状动脉粥样硬化主要侵犯冠状动脉主干及近段大分支,所以临床上根据这一病理特点,常用一段自体大隐静脉将两端分别与主动脉升部和狭窄段远端的冠状动脉作端侧吻合,或采用游离的胸廓内动脉与狭窄远端的冠状动脉作端侧吻合,以改善心肌的供血情况。

七、胸内大血管

左胸腔内的大血管有胸主动脉及其三大分支,上腔静脉及其属支、下腔静脉、肺动脉及肺静脉。

1.胸主动脉　　分为升主动脉、主动脉弓和降主动脉3部分。升主动脉从左心室发出,向上并向右上升,在右第2肋间隙处其表面仅有一薄层肺组织,为主动脉瓣听诊最佳部位。升主动脉的分支有左、右冠状动脉。主动脉弓在右侧第2胸肋关节附近继升主动脉向左后行,从第2肋软骨平面起至第4胸椎体左侧止。其毗邻关系如下:①右后方有气管、胸导管、食管、左喉返神经、胸椎;②左前方有肺、胸膜、左膈神经、左迷走神经、心神经、肋间神经;③上方有无名动脉、左颈总动脉、左锁骨下动脉、胸膜、左无名静脉;④下方有左主支气管、左肺动脉、左喉返神经、主动脉弓发出的三大分支有:无名动脉、左颈总动脉、左锁骨下动脉;其次还发出一些细小的分支如:支气管动脉、食管动脉及甲状腺下动脉等。降主动脉续连主动脉弓,起自第 4 胸椎体下缘平面,至第 12 胸椎平面穿过膈肌进入腹部。从降主动脉的前后方均有分支发出。后方有 9 对后肋间动脉及 1 对肋下动脉。前方有支气管动脉、食管动脉及通往纵隔、心包和膈肌的小动脉分支。

2.上腔静脉　长约 7cm,由左、右无名静脉汇合而成,上端起于第 2 肋软骨平面,垂直下行,至右第 3 肋软骨平面进入右心房。上腔静脉的下半位于心包内。其右方有右膈神经。在上腔静脉进入心包平面,奇静脉从其后方与其汇合。

3.下腔静脉　胸内长约 2.5cm,起于第 5 腰椎右侧,在第 8 胸椎平面向上穿过膈肌的腔静脉孔进入胸腔。腔静脉孔周围是腱膜性的,所以膈收缩时,腔静脉孔也不会缩小而影响静脉回流,下腔静脉进入胸腔后即穿入心包注入右心房。

4.临床解剖要点

(1)由于主动脉弓有上述毗邻关系,所以主动脉弓在发生动脉瘤时,可压迫气管、左主支气管、食管、喉返神经。出现呼吸及吞咽困难、声音嘶哑等症状。

(2)在肺动脉分叉处有动脉韧带与主动脉弓的下缘相连,系胎儿时期的动脉导管所形成。左侧喉返神经从其左侧绕过主动脉弓下缘,进入气管、食管沟内上升至颈部,在为先天性动脉导管未闭的病人施行动脉导管手术时,应记住动脉导管位于主动脉弓下左肺动脉之上,膈神经之后,迷走神经之前,即所谓的导管三角区。

(3)供应脊髓的营养动脉有许多来自肋间后动脉,所以在手术要阻断主动脉时,应考虑到如在发出第 9 肋间后动脉以上阻断就有造成脊髓缺血、软化引起截瘫的可能。

(4)在慢性缩窄性心包炎时,当病变危及上下腔静脉的周围,并形成环状瘢痕缩窄,可使上下腔静脉回流受阻,出现颈静脉怒张、肝肿大、腹水和下肢浮肿等。此时唯一有效的治疗就是手术切除缩窄增厚的病变心包。

(5)下腔静脉入口处有一半月瓣膜,房间隔缺损修补术中切勿误认为是其下缘。

八、纵隔

纵隔位于左右胸膜之间各器官与组织的综合体,左右胸膜腔以此作为分界。前至胸骨,后达脊柱,上方为胸廓入口,下为膈肌。两侧为左、右纵隔胸膜。

1.纵隔的分区　纵隔的分区有多种划分,有三区分区法、九区划分法和四区划分法。目前常用的是采用四区分区法。此法以胸骨柄下缘与第 4 胸椎间隙连线为界分为上下两区;然后再以心为界线将下纵隔分成前、中、后三区。

　　根据疾病发生部位的统计结果与纵隔的划分区域有一定的发病规律,从而对疾病的鉴别诊断有很大帮助。

　　2.纵隔的淋巴分布及引流　　纵隔的淋巴结比较丰富,其引流方向由下向上,由外向内。一般分7组:气管旁、奇静脉或主动脉弓上、下肺门、气管隆突下、食管旁、汇总区及肺下韧带。肺的淋巴引流到相应的汇总区,进一步流向纵隔。经研究发现右肺的淋巴引流主要流向同侧上纵隔,对侧不常见;而左侧的肺淋巴引流既流向同侧,也流向对侧,左下肺叶的淋巴引流甚至更多流向对侧上纵隔,这在肿瘤淋巴转移时有意义。

　　3.临床解剖要点

　　(1)纵隔肿瘤手术切口应选择暴露好、创伤小,便于采取应急措施的手术切口。通常前纵隔肿瘤可取前外侧切口,胸骨后甲状腺肿瘤及胸腺瘤宜取胸骨正中切口,而其他位置的纵隔肿瘤宜取后外侧切口。

　　(2)纵隔肿瘤的诊断部位非常重要。上纵隔前较常见的有胸内甲状腺肿、胸腺瘤、畸胎瘤、淋巴源性肿瘤。上纵隔后部有神经源性肿瘤。前纵隔有畸胎瘤、脂肪瘤。中纵隔有支气管囊肿及心包囊肿。

第二章　胸心外科的检查和诊断

第一节　X线与核磁共振检查

一、普通X线检查

1.透视检查　是心血管疾病X线诊断中的一项重要方法。主要优点是：

(1)根据病情转动病人,从不同角度观察心脏各房室和大血管的情况,进一步"立体"地了解其形态大小及相互关系。

(2)可观察心脏、大血管的搏动幅度、心律、心率、心肌张力、心房、心室同步情况等心脏运动功能。

(3)了解呼吸对心脏、大血管形态和位置的影响,做吸气屏气试验。

(4)少量胸腔积液和胸膜粘连的鉴别。

(5)核对或校正因胸廓畸形、体位不正或吸气不足(尤其是婴幼儿)等造成的X线照片上心脏大血管影像的失真。

透视的缺点是影像不够清楚,不能留下记录供复查对比。诊断结果受透视者个人经验与水平影响很大。

2.X线摄影

(1)后前位:常规采用远距离(靶片距2m)站立后前位,在平静吸气下屏气投照,应避免深吸气(肥胖和膈高位者除外)或呼气状态下投照,前者可不自觉的造成Valsalva效应,减少回心血量使心影缩小,后者使心脏趋于横位、肺野透明度差,不利于肺血管纹理的分析观察。远距离站立后前位片亦称远达片,心影放大率在5‰以下,可用于心脏及大血管的径线测量。

远达片是心脏X线检查的基本体位,要求心影轮廓清楚,穿透适当(透过心影可见降主动脉),肺血管纹理清晰,对比良好。如设备条件许可,以高千伏(电压125～150kV)和短时间曝光(<0.01s)技术效果更佳。配用筛动滤线器有助于进一步改善对比度。

（2）左、右前斜位片：常规摄左前斜位 60°（左胸前旋使胸冠状面与胶片成 60°夹角）及右前斜位 45°（右胸前旋使胸冠状面与胶片成 45°夹角），常规食管服钡照片。前者是观察胸主动脉全貌，判断左、右心室和右心房增大和肺动脉圆锥的情况。斜位片与后前位片相结合，可观察双肺门影像。

（3）左侧位：多采用食管服钡投照。为观察心、胸前后径、胸廓畸形及鉴别主动脉瘤或纵隔肿物的适宜体位，兼有左、右前斜位的作用。

3.胸部 X 线片正常表现

（1）第 1 肋圈内侧部分的软组织密度影为胸锁乳突肌内端的投影。

（2）锁骨上窝皮肤皱褶形成的横条状软组织密度影，左右两侧应对称。

（3）肺尖外侧沿第 1、2 肋骨下缘的线条状软组织影及腋下部方沿肋骨内侧缘边缘锐利光滑的阴影，为该处胸膜反折及胸膜外肋骨下方的软组织投影所致，称伴随阴影，非胸膜增厚。

（4）胸大肌可投影于两侧中肺野的外侧，其下缘常呈斜行曲线向外上伸向腋部，两侧胸大肌发达不对称或乳腺癌根治后则显示两侧肺野的密度（透亮度）不一致。

（5）女性乳房投影于两下肺野，其上缘密度渐淡以至消失，老年男性肥胖者也可有上述现象。另外，乳头也可呈边缘清楚的圆形或椭圆形密度增高影，似肺内病灶。

（6）肩胛骨可投影于正位胸片肺野的外带及侧位胸片的后上纵隔部位，勿误为肺内病变。

（7）胸椎侧弯可造成心脏纵隔的移位和外形的改变。

（8）锁骨内端下缘有时可见半圆形的凹陷为菱形韧带附着处称"菱形窝"。

（9）胸骨柄两侧边缘常向两侧外方突出，勿误为纵隔淋巴结肿大或肺内病变。

（10）肋软骨一般在 25 岁后开始钙化。第 1 肋软骨一般先钙化，常呈不规则的颗粒状或斑片状。肋骨的先天变异较多，如分叉、两肋融合成桥状以及第 7 颈椎一侧或两侧大小不等的颈肋。颈肋可压迫神经或血管而出现症状。

（11）肺门影由肺动脉、肺静脉、支气管、淋巴结等组成，X 线片上肺门影的主要成分是肺动脉。肺纹理由肺动脉、肺静脉和支气管组成，有一定规律由肺门向外、由粗到细向外伸向肺野，像树枝一样分支。由于肺纹走行方向不同（与 X 线片平面平行或斜行或垂直），有的可呈圆点状或短条状，与肺内病灶不难区别。

（12）纵隔胸膜反折处形成几条线状影：①前联合线；②主动脉上后联合线；③奇静脉食管隐窝；④左侧脊柱旁线；⑤胸骨后软组织影。

(13)除上述正常胸膜在反折处可在X线处上投影外,在正位胸片上常可见上、中肺叶间横行的叶间胸膜,如头发丝状,在侧位片常可见斜行叶间胸膜(上、下肺叶间)。

(14)两侧膈肌随呼吸而上下运动的方向及其运动幅度应一致。如果两侧膈肌出现矛盾运动,就要进一步确定是否膈神经受损所致。

(15)膈肌腱在膈的中央部,多处起源附着于腰椎,少数老年人在深吸气时膈肌上缘呈波浪状。

(16)正位片所见的心尖部脂肪垫,在侧位片上投影于前心膈角,呈密度增高的三角形阴影,体胖者明显。

(17)在钡餐食管造影片上,可见食管有几个压迹。自上而下为主动脉压迹、气管后方奇静脉压迹、左主气管或气管隆突压迹以及左心房所致的压迹。右位主动脉弓可使食管产生一相反的压迹,迷走锁骨下动脉可引起食管螺旋状压迹。

(18)上纵隔的右缘由右侧头臂静脉和上腔静脉构成,正常情况下该缘轻微外凸。上腔静脉梗阻扩张多见于肺癌和纵隔恶性淋巴瘤。

(19)老年人的主动脉呈不同程度的增宽延长屈曲、密度增高、管壁钙化,其头臂血管分支也可扩张,常表现纵隔上端部增宽。

(20)奇静脉在第4或第5胸椎水平处向前走行至右上纵隔右主支气管起始部上方向前进入上腔静脉,在正位胸片上呈圆形或椭圆密度均匀的软组织影,一般直径<10mm,在孕妇其宽度可达15mm,勿误认为淋巴结增大。

(21)在侧位胸片与气管影下端相重的1个圆形透亮影为左肺上叶支气管的起始部。右肺动脉、右上肺动脉前支及右上肺静脉则在左上叶支气管前方互相重叠形成圆形软组织密度影。在左肺上叶支气管上方1cm处的圆形透亮影则为右肺上叶支气管。左肺上叶支气管下方应为透亮区,肺门和隆突下淋巴结肿大时此透亮区即消失,肺动脉扩张时可造成肺门影增大,但此时左肺上叶支气管下方仍保持透亮。

(22)侧位胸片上气管后壁呈细条状,正常厚度为2～3mm,很少超过4mm。此条影增厚常是中段食管肿瘤的一个征象,还可见于炎症等。

4.心胸比例　在后前位平片上画一条贯穿棘突的垂直中线,由心影两侧的最外缘分别作一条垂直于中线的直线,两直线相加即心脏的最大横径,再与胸廓最大横径作比较,即为心胸比例,正常为0.44±0.03;成人正常上限为0.5。0.5～0.55为心脏轻度增大,0.56～0.60为心脏中度增大,超过0.60为心脏重度增大。但要注意体型等因素的影响。

5.心脏和大血管疾病的基本 X 线表现

(1)心影的改变:表现为左心室增大

①后前位片:a.左心室弧线自下延长,心尖向左下移位;b.心脏横径增大,尤以左心横径增大明显;c.左心室缘圆隆凸出,心尖变圆钝常提示左心室肥厚;d.横位心时,左中下弧交界处(相反搏动点)上移。

②左前斜位片:a.心后缘向下伸展与脊柱重叠;b.心后缘下段向后向下凸出延长,左心室后方透明三角区减小或消失。

③左侧位片心后食管间隙缩小或消失,下腔静脉影位于心脏后缘线之内,但要注意受检者非绝对正确的侧位所造成假阴性或假阳性。

④左心室增大的一个间接征象为升主动和主动脉弓可能增宽。

⑤左前斜位:心脏前上三分之一(代表右心耳)膨隆延长与主动脉夹角缩小。

(2)肺血管的改变

①肺充血:表现为肺门阴影增大浓密,浓密增大的血管影可将气管、支气管影部分掩蔽,整个肺野内血管从上到下普遍增加、增粗、右下肺动脉直径大于 15mm,肺静脉也相应增粗,但分布均匀。

②肺血减少:表现为双侧肺门阴影小而欠致密。右下肺动脉、左肺动脉均变细,肺动脉段凹陷、缩小或狭窄后扩张。肺血管纹理变细,减少及稀疏。如建立了侧支循环,肺野内可见网状较细而迂曲的血管纹。

③肺动脉高压表现为:肺动脉段扩张;肺门动脉扩张扭曲;周围肺血管变细、稀疏与扩张的肺动脉、肺门动脉成极不相称的残根状;肺野中外带呈肺血减少征;肺动脉段和肺门搏动增强;常伴右室及右室流出道增大。

④肺瘀血:表现为肺门阴影增大、模糊、无搏动;肺血管纹理普遍增多,轻度增粗,肺野透亮度减低,以中下肺野明显;严重肺瘀血时,在肋膈角附近肺野内可见与胸壁垂直的间隔线,偶见肺内含铁血黄素沉着等。

二、CT 与 MRI 检查

1.CT 诊断基本要点

(1)用立体和三维的意识分析影像及组织脏器相互间关系。

(2)要了解某个部位或脏器做 CT 检查能解决什么问题,不能解决什么问题。

(3)CT 值是利用计算机在 CT 影像上测定的密度(灰度)值,用来帮助发现用肉眼不易辨别的密度差别,为纪念发明 CT 的物理学家 Hounsfield,CT 值的单位称为 HU。把水的 CT 值作为 0,空气为 −1000,骨骼为 +1000,其他各种组织在

-1000～+1000 之间。

(4)窗宽(WW)及窗位(WL)是为了更清楚地显示组织结构的细节,能分辨 CT 值差别小的两种组织,提高病灶的检出率,选择不同的窗宽和窗位,实际上就是调节图像的对比度和亮度。窗宽是指所选 CT 值的范围,在此范围内的组织结构按其密度高低从白到黑分为 16 等级,因为人眼只能分辨 16 个灰阶。窗位则是窗宽上下限的平均数,窗位高低影响图像的亮度。低位者亮度增加呈白色,高位者呈黑色。例如胸部 CT 用肺窗(窗宽 1000～2000HU,窗位-600～-800HU)观察,肺纹和肺内小病灶显示很清楚,但纵隔则呈一片白,无法辨认其结构。如用纵隔窗(窗宽 300～500HU,窗位 30～50HU)则纵隔的各种结构显示清楚,而肺一片漆黑,但可观察肺内大片(块)病灶的内部结构。

2.肺的正常 CT 图像

(1)两侧肺纹的分布,走行规律及影像表现与普通 X 线、胸片所见基本一致。

(2)主要由血管构成的肺门,表现为光滑锐利的类圆形密度增高影,如其轮廓不规则增大或边界模糊不清,应考虑为异常。

(3)仰卧位时,肺后部的血流量较多,血管较粗而多,故该处肺野的密度略高于前部。由于下叶尖段的血管是上、下走行的,在 CT 横断面像上表现为一串小点状密度增高影,两侧对称地排列在肺野的后部。

(4)下肺韧带由两侧肺门下方壁层和脏层胸膜合并而成,沿肺的纵隔面向下延伸达横隔面,表现为基底在横隔面。个尖端向外的三角形致密影,长约 1～2cm,其尾端呈线状。

(5)在高分辨率 CT 片上,靠近胸膜可见呈多边形的肺小叶,每边长 1～2.5cm,排列成 1～3 层。

3.纵隔 CT 正常解剖　纵隔 CT 主要应能辨别心脏、血管和食管等的正常影像,以便与肿大淋巴结或其他纵隔占位性病变鉴别。纵隔从上向下各主要层面的 CT 影像如下:

(1)胸骨切迹层面:紧贴于气管前及两侧的较高密度影为甲状腺。气管两侧的密度均匀、轮廓整齐清晰的小圆形影是颈总动脉的断面投影,右侧者较左侧稍偏前。颈总动脉的前方为头臂静脉,外后方为锁骨下动脉。食管在气管与食管与脊柱之间,略偏左。

(2)胸锁关节层面:可见较大的无名动脉位于气管的右前方。气管左侧为左颈总、左锁骨下动脉。两侧动脉的前方为头臂静脉,左侧头臂静脉从左向右走行呈带状。

（3）第 4 胸椎水平层面：可见主动脉沿气管左壁向左、向后走行。形成主动脉弓，上腔静脉位于其右侧。胸骨与主动脉弓之间为胸腺部位。成年时胸腺已萎缩消失，为脂肪组织所代替，少数仍见残存少量胸腺组织。

（4）胸椎 4～5 间层面：可见气管隆突部，其前方为升主动脉的横断面，食管的左后方为降主动脉的横断影。在升、降主动脉之间及气管左侧这个范围称主-肺动脉窗。上腔静脉位于升主动脉右后方。胸椎体前、右外方可见一小结节影为奇静脉，有时还可见奇静脉弓向交汇入上腔静脉。

（5）再向下的层面：依次为两侧肺动脉、主肺动脉、心房或主动脉根部以及心室。主肺动脉位于升主动脉左侧，向后分出右肺动脉向右后走行，左肺动脉位于降主动脉的前方。升主动脉的起始部位于纵隔中央，呈圆形，其左前方为肺动脉干，右侧为右心房，后为左心房，食管及降主动脉位于左心房之后。心包呈线状软组织影，位于心肌与心包外脂肪之间。

（6）正常食管：周围有脂肪层，与邻近器官分界清楚，食管壁厚不大于 5mm，食管内充气时可见食管腔及其内壁。

（7）正常人纵隔：CT 片上也可见少数小淋巴结 1～1.5cm，目前一般将正常纵隔淋巴结大小的上界定为 1.5cm。

4.心脏大血管 CT 检查　CT 能显示心脏和大血管及其周围结构的横断面解剖，对比分辨率高（0.5％～1.0％），约为普通 X 线或增感屏系统的 10 倍，UFCT 消除了心搏和呼吸运动的伪影，空间分辨率又进一步提高。现将心脏大血管 CT 检查的主要适应证，简要归纳如下。

（1）显示心脏和大血管的钙化，包括心脏瓣膜、心室和血管壁及机化血栓、心包、冠状动脉的钙化。UFCT 和螺旋 CT 能显示冠状动脉的小片钙化，对特殊职业如飞行员、高危因子人群冠心病的筛选诊断有重要作用。

（2）冠心病陈旧性心肌梗死和室壁瘤，显示室腔内血栓优于其他影像学技术。

（3）各类心肌病，尤其肥厚型者，可具体显示病变的部位、范围和程度等。UFCT 还可用于观察心室收缩动态功能。

（4）心脏及心旁肿瘤的诊断和鉴别。

（5）心包疾患，如积液、增厚缩窄、心包肿瘤、心包缺如等。心包的 CT 扫描受心脏运动的影响较小。

（6）胸内大血管，主动脉瘤、夹层包括真假腔及腔内血栓，上腔静脉以及肺动脉及其主支的病变和异常等。

（7）UFCT 对小儿先天性心脏病的诊断效果良好，且可用于心脏及左心室运动功能的评价。对心肌的血流灌注的研究也有一定进展。

5.MRI 诊断要点

(1)优点

①具有多参数成像、高度软组织分辨率及多方向、多层面扫描成像的特点,对脑、脊髓及软组织的检查有无比的优越性。

②用能使 T_1 和 T_2 明显缩短的"顺磁性物质"钆-二乙烯五胺乙酸(Gd-DTPA)作增强 MRI,可提高病变的发现率,并有助于鉴别,而不存在碘造影剂过敏的危险。

③可不用碘造影剂作磁共振血管造影(MRA)。

④MRI 在胸部病变诊断方面的应用,主要是补 CT 的不足。例如为了区分血管性和非血管性病变;显示肺血管畸形和主动脉夹层动脉瘤假腔;与气管胸段长轴平行的冠状面的 MRI,可以满意显示气管、支气管、大血管、肺门之间的关系以及各组纵隔淋巴结的情况等,对观察肺门淋巴结明显优于 CT。

(2)缺点

①对一些病变的定性仍有困难。

②成像速度慢,第 3 代 CT 一帧影像的成像时间一般为 20s 左右,而 MRI 为 $50\sim80s$ 左右;MRI 采取集数据时间长达 10min,故易发生人体及脏器的运动伪影,降低影像质量。

③对观察肺内病变远逊于 CT。对钙化灶不敏感,一般均表现为低信号。

④装有心脏起搏器以及体内身上有任何金属异物者严禁作 MRI 检查,监护仪等抢救器材禁止带入 MRI 室。

⑤检查费用比 CT 高。

6.胸部正常 MRI 表现

(1)MRI 信号强度与人体各种组织的弛豫时间、氢质子密度、血流(或脑脊液)流动等因素有关,其中 T_1、T_2 对增强不同组织影像密度的对比起了重要作用。各种组织的 T_1 和 T_2 均有差别,病变组织的 T_1 和 T_2 均长于正常组织,这是区分不同正常组织及区别正常与异常组织的 MRI 主要诊断基础。

(2)T_1 加权图像中呈低信号的组织,反映了这些组织的 T_1 时间长,其中有骨骼肌、钙化、骨皮质及空气等,呈灰黑影像。T_1 高信号者,反映了这些组织的 T_1 时间短,呈灰白色影像,如皮下脂肪和粘液等。亚急性血肿含有正铁血红蛋白,也呈高信号。注射 Gd-DTPA 后,一些正常或异常组织由于 T_1 时间缩短,也变成高信号。

（3）在 T_2 加权图像中，T_2 短的物质（如亚急性血肿周缘的含铁血黄素）和顺磁性物质（如黑色素）以及钙化、骨皮质、空气等均为低信号。水肿组织的 T_2 长，呈高信号。脂肪也呈高信号，但较 T_1 图像略低。

（4）血液（或脑脊液）的信号强度比较复杂，高流速呈低信号，低流速者为高信号。

（5）气管、支气管腔内含气，在 T_1 和 T_2 加权图像上均为无信号呈黑色。纵隔内大血管内的血流均为快速，也呈黑色，有时与支气管难分。

（6）由于肺门、纵隔的气管、支气管、大血管均为无信号呈黑色，但互相之间均存在呈高信号的脂肪组织间隔，其中如存在淋巴结等为中等信号，形成良好对比，对显示肺门、纵隔病变有利。

（7）胸壁的皮下脂肪为高信号，肌肉等软组织为中等偏低信号，肋骨骨皮质为很低信号，髓腔内含有脂肪，故为高信号。

7.MRI 在心血管疾病诊断中的应用　　由于 MRI 对软组织成像效果好，可直接显示大血管、心脏的解剖结构和相互关系。快速流动的血液产生"流空效应"，不用造影剂即能使心肌与心腔形成良好对比，加之出现的电影 MRI、三维重建 MRI、MRI 血流成像等，现在 MRI 除用于心脏形态学诊断外，还用于心功能诊断。

（1）适应证

①显示主动脉瘤、主动脉夹层动脉瘤等大血管病变。

②显示肥厚性心肌病、充血性心肌病、缩窄性心肌病、心包积液及室壁瘤。

③急性、慢性心肌梗死，尤其是陈旧性心肌梗死和室壁瘤。

④风湿性心脏病瓣膜改变，并显示前负荷和后负荷增加所致的继发性改变。

⑤各种先天性心脏病，如室缺、房缺、法洛四联症、马凡氏综合征。

（2）禁忌证

①带有心脏起搏器及神经刺激器者。

②曾做过动脉瘤手术及颅内带有动脉瘤夹者。

③曾做过心脏手术并带有人工心脏瓣膜者。

④有眼球内金属异物或内耳植入金属假体者。

下述情况应慎重对待：

①体内有各种金属植入物的患者。

②妊娠期妇女。

③危重病人需要使用生命支持系统者。

④癫痫患者。

⑤幽闭恐惧症患者。

（3）常用心脏大血管磁共振扫描层面的选择：人体横、冠和矢状断面是心脏扫描的最基本层面方向，其他层面方向的图像可以此为基础，有利于判断心脏、大血管解剖结构的相对位置。MRI 在血流领域内应有一定优势，在 MRI 上血流与静止组织之间存在固有的对比度可以取代有创伤性的对比剂血管造影。MRI 无创伤、成像时间短，无需插管和注射造影剂，可以在三维空间或更多方位上显影，即能同时显示动脉、毛细血管与静脉，又能分别显示动脉期、毛细血管期与静脉期，显示微细血管结构的清晰度已堪与血管造影相媲美。

三、数字减影血管造影（DSA）

1.简介　DSA 是用数字化的造影画面，减去数字化的背景画面只余下充盈造影剂的血管影像的造影方法。它是将摄像靶区的背景结构经高性能影像增强器，通过像素小、高分辨率的摄像管和数模转换及对数放大，变成数字化图像（称蒙片mask）送入电算机甲存储器里，然后用同样方法，再将同部位的造影图像（称动像living image）送入乙存储器内，由 DSA 控制台指令两者相减后，使背景图像正负相消，只余下因注入造影剂而显影的靶血管影像。大幅度地提高了密度分辨率，使非减影情况下不能显像的细小血管内低浓度造影剂，也能产生良好对比清楚显影。然后应用窗技术进一步改善对比度和清晰度，达到影像诊断要求的最佳照片。

DSA 设备均附有磁盘录像（VDR）或磁带录像（VIR），能实时地看到图像，及时修正或补充检查，对有诊断价值和需要会诊的画面，可用多幅相机选择性地拍成像片。

2.方式　DSA 根据造影部位和血流速度不同，可选用不同方式。由于注药途径不同，分为静脉法（IVDSA）和动脉法（IADSA）两种。前者又分为外围法（穿刺外围静脉由导管针或短导管注药）和中心法（导管送至腔静脉或右心房注药），这种给药方法除能显示相应静脉外，并能较好地显示右心房、右心室、肺动脉等右心系统，造影剂通过肺循环后被稀释，到达左心系统浓度有所降低，对胸主动脉及其主要分支、腹主动脉、肾动脉主干等较大的血管仍可显示，对细小动脉或脏器内血管显示较差。造影剂使用量大、造影剂的浓度要高，显影部位动脉影像重叠为其不足。而相对创伤性较小，方法简便，可在门诊检查，费用低廉为其优点。

IADSA 采用 Seldinger 技术股动脉插管，将导管选择或超选择插入靶器官或靶血管进行造影。可直接注入靶器官或靶血管，细小血管（1mm）及其分支亦能清晰显影。同时还能使某些器官的实质或肿瘤染色显像，是现今最多用的 DSA 检查方法。

DSA 对主动脉及其主要分支的狭窄、阻塞、畸形(如主动脉弓畸形、缩窄、折曲以及头臂血管主要分支变异等)、主动脉瘤、主动脉夹层、颈部大血管及颅内主要动脉分支、右心房、右心室、肺动脉、左心室运动功能障碍以及心腔内占位性肿块或心腔变形有诊断意义。造影剂浓度高剂量大为其重要缺点。一些病人移动、随意和不随意的运动如吞咽、呼吸、心跳和肠、胃蠕动等均能带来伪影,应尽量克服。

第二节　超声与多普勒检查

一、超声诊断仪器与超声诊断方法

1.超声诊断仪器

(1)M 型超声诊断仪:该型仪器系单一晶体扫查,回声自上而下代表组织间距离,同时由左至右作时间上位移,故可显示心脏多层结构的周期变化,形成时间一位移曲线,主要用于心血管检查。

(2)B 型超声诊断仪:为辉度调制型超声诊断仪的简称,其以光点有无、强弱、多少、分布等来构成脏器或病变内部切面图像,图像由上到下代表距离,它可显示病变的范围;病变的物理性质及病变与周围脏器的关系。

(3)多功能超声诊断仪:又称高档超声诊断仪,一般具有 M 型、B 型、连续多普勒、脉冲多普勒及彩色血流显像检查 5 种功能。除能显示脏器或组织的图像外,还能显示动、静脉血流信息。

2.超声诊断方法

(1)患者检查前无须作任何准备。

(2)选择 2.5～3.5MH 的换能器(探头)作扇形扫描。

(3)超声检查应观察大小、形态、边缘轮廓、内部回声、后方回声、与周围组织器官的关系,活动规律。

二、胸疾病的超声诊断

1.正常胸膜腔、肺及纵隔的声像图

(1)正常胸膜腔及肺的声像图:正常胸膜腔仅有极少量的液体,壁脏层胸膜贴近,由于软组织与肺内气体声阻抗相差极大,肺表面产生全反射,故超声不能穿透正常肺组织,肺内结构均不能显示。

（2）正常纵隔声像图：正常纵隔可显示心脏及大血管，包括升主动脉、主动脉弓及其分支、胸主动脉、肺动脉主干及其左、右分支，上腔静脉等。儿童在前上纵隔大血管前方，可显示胸腺声像图呈扁平形实质性均匀低回声区。

2.胸膜腔积液

（1）弥漫性积液：在胸膜腔内可见无回声暗区。

（2）包裹性积液：又称局限性积液，局限于胸壁、肺下、叶间及纵隔。

（3）胸膜增厚：渗出性、出血性或化脓性渗出液均可引起胸膜增厚，范围不一。

3.胸膜肿瘤

（1）原发性肿瘤：较少见，主要为胸膜间皮瘤。

①局限性间皮瘤：胸膜局限性增厚或呈圆形，结节状有包膜的较强回声，内部回声分布较均匀，多为良性。

②弥漫性间皮瘤：沿胸膜的弥漫性生长，使其厚薄不均，凹凸不平或呈胼胝状无包膜的较强回声，内部回声强弱分布不均，为恶性。如伴胸水显示更清。

（2）胸膜转移肿瘤：胸膜斑片状不规则增厚或结节状隆起的较强回声与相应脏器分界不清，回声模糊，多有胸水，有的可于相应脏器显示原发肿瘤之声像图。

4.纵隔肿瘤

（1）实质性病变

①呈圆形或不规则形中强或低弱回声，包膜清晰、完整。如良性胸腺瘤。

②恶性胸腺瘤可呈结节状，包膜不完整，回声分布不均。

③淋巴瘤边缘常呈分叶状或花边状，内部光点分布欠均匀。

④胸内甲状腺瘤常与颈部甲状腺回声相连。

⑤神经源性肿瘤发生于后纵隔脊柱旁沟的神经组织，切面图像呈圆形，椭圆形或分叶状，有完整的包膜，内部光点均匀低回声。如神经鞘瘤，神经纤维瘤。

（2）混合性病变：肿块内有液性暗区及部分中低回声，如畸胎瘤、恶性肿瘤发生出血、坏死。

（3）囊性病变：为单房或多房液性暗区、壁光洁、后方有增强效应。如食管囊肿、淋巴管囊肿、胸主动脉及无名动脉瘤，心包囊肿、支气管囊肿。

5.膈肌疾病的诊断

（1）膈疝

①先天性的膈疝：腹腔或腹膜后脏器如胃、脾、肾等可疝入胸腔。根据疝入胸腔的脏器可出现不同的声像图，但膈肌光带连续完好。

②创伤性的膈疝显示膈肌光带中断，根据创伤部位的不同而出现不同的声

像图。

（2）膈肌肿瘤：有良性及恶生两种，较常见的有脂肪瘤或脂肪肉瘤；纤维肉瘤，呈类圆形或结节状实质性肿物，显示局部膈肌隆起，膈肌光带处类圆形中低回声处，内部光点分布均匀或不均，边界清晰。

（3）膈肌抬高：为一病理征象，病因有肺不张及隔肌麻痹，膈下脓肿，肝、脾肿瘤。

6.肺疾病的诊断

（1）肺部实质性占位变

①肺癌：早期超声不易发现。在胸壁、胸膜回声后方与肺组织强烈回声之间呈现形态不规则或分叶状轮廓的病变，内缘往往显示虫蚀样或伪足样改变，有弱回声及强回声两种，有的癌瘤中央可见液性暗区。

②肺结核球：被纤细膜包围的干酪样病灶，边缘有纤维组织产生的类似包膜回声，病变中央部分的干酪样物质常呈低弱回声，液化部位形态不一，在液化区与周壁之间有低回声的厚壁，可与肺癌的液化空洞相鉴别。

③肺梗死：小梗死超声无法显示，大梗死时，常显示有三角形楔状不规则较强回声区，尖朝肺门，底向胸膜，有时伴胸膜腔积液。

（2）肺部液性占位病变

①支气管囊肿：为先天性支气管瘤样病变，内含粘液。

②肺脓肿：化脓性细菌所引起的肺实质炎变，坏死和液化所致。可以单发也可多发，右肺较左肺多见，脓肿显示较低回声，令患者活动，内部光点可漂浮。

（3）肺病不张：因支气管内和外压性阻塞而引起部分或一侧肺部的部分或完全无气，使肺组织实变，呈现一片回声增强区域。

7.食管内镜超声

（1）食管内镜超声为超声体腔内窥镜之一种，常见的频率 5.0～7.5MHz，检查时避免肺、胸骨及肋骨的干扰。探头接受所查之脏器，分辨力高，图像清晰。检查前禁食数小时，咽喉部局麻，直接将探头或装置橡皮囊之探头轻插入食管。正常食管壁分 5 层，三条光带中间夹两层低回声的肌层。

（2）临床应用：①判断食管癌的浸润程度，确定肿瘤分期及外科手术切除的可能性，并可发现纵隔及贲门淋巴结；②确诊粘膜下肌瘤；③辨认食管各层次曲张静脉及病变程度，随访观察药物硬化治疗效果。

三、心血管疾病的超声诊断

1.适应证及诊断　目前超声检查对心脏病的应用,可简单归纳如下。

(1)诊断心脏病

①心脏异常的诊断:多数心脏病伴有形态改变,心肌病时心肌肥厚或畸形;冠心病心肌梗死时室壁变薄;瓣膜病时瓣膜增厚、扭曲、瓣口狭窄,不规则或者关闭不全的裂隙;先天性心脏病有结构缺陷(如间隔缺损、心脏发育不全)和结构关系异常(如大动脉转位、心室双出口、心室转位等),特别是对复杂畸形,如完全型心内膜垫缺损、完全型肺静脉异常回流及十字交叉心脏等,均可发现其异常特征而明确诊断。诊断结构异常的心脏病,主要根据二维超声心动图不同断面的异常表现,综合构思其三维立体形态,得出最后结论。

②判断心内血流动力学异常:心脏结构常可导致不同种类及不同程度的血流动力学异常:包括通过狭窄区的高速喷流,通过压差极大的瓣口的高速血流;房室水平的异常分流及心底部分流;循环阻力增加导致相应腔、室的压力增高等。CDFI能形象地显示这些异常现象,能进行定位、定性及半定量诊断,CW与PW则可定量测定血流速度并根据简化伯努利方程计算相应的压力差,通过推算得出某些腔室压力数据。

(2)评定心脏功能:适用于各种心脏病人,M型心动图可显示心肌各时相位置与厚度变化,能直接判定心肌舒张与收缩特性。M型和二维心动图均可提供心脏容量变化的信息,计算心搏出量、心输出量与射血分数。多普勒技术可通过测量和计算各瓣口平均流速或流速积分,乘以瓣口面积,得出各瓣口血流量。此外,还可求出返流量、返流分数及分流量情况等。

(3)手术中的应用:近年开展的经食管超声心动图技术及经心外膜检查方法,更加清晰的图像可纠正经胸检查时误诊及漏诊病例。经食管检查法观察心房内肿瘤及血栓、房室瓣,特别是人工瓣的返流,显著优于经胸常规检查法。它不干扰手术野,有利于手术中应用。手术后关胸前复查可及时发现置换瓣膜功能异常如瓣周漏、返流、血流不畅等,可以发现补片后残存漏、流出通疏通不当及观察冠状动脉手术后心肌供血改善等。

(4)介入性超声:介入性超声的应用扩大了超声检查的应用范围。目前应用超声检查可指导开展心导管检查;进行球囊瓣膜扩张术,普通超声与血管内超声配合,进行血管内旋切术等。

2.正常超声心动图

（1）M 型超声心动图

①常规探测区：Ⅰ区：近心尖部左右室腔，不作测量用，可观察室壁活动。Ⅱ区：Ⅱa区：为心室内径及室壁厚度的标准测量区；Ⅱb区：观察二尖瓣前后叶的形态、活动。Ⅲ区：观察二尖瓣前叶活动及左室流出道，是左室流出道标准测量区；Ⅳ区：心底波群，是右室流出道、主动脉内径、左房内经的标准测量区。

②正常值

主动脉内径：右室流出道：左房近似等于 1∶1。

主动脉内径/右房＜1.2，左房/主动脉内径＜1.17。

右室流出道/左房＜1.4，右室 10～20mm。

右室前壁厚 3～5mm，左室后壁厚度 8～11mm。

左室后壁活动幅度 9～15mm。

室间隔厚度 8～10mm；幅度 6～10mm。

女：舒张期 35～50mm，收缩期 20～35mm。

左室内径：

男：舒张期 45～55mm，收缩期 25～37mm。

（2）B 超型声心动图

常规切面图

①胸骨旁左室长轴切面：可观察右室流出道、主动脉根部、左房、右室、室间隔、左室二尖瓣前后叶、冠状静脉窦、降主动脉、主动脉瓣。

②主动脉短轴切面：可观察左房、房间隔、右房、三尖瓣、右室、右室流出道、肺动脉瓣、肺动脉主干及其分支，动脉导管、降主动脉、左右冠状动脉分支及主动脉瓣。

③四腔心切面：可观察左、右心房，左、右心室。

④二尖瓣水平短轴切面：可观察二尖瓣前后叶形态与活动。

⑤乳头肌水平短轴切面：可观察二尖瓣乳头肌大小，对称否、收缩功能。

⑥心尖四腔切面：可观察 4 个腔大小，二三尖瓣活动及附着的位置，室间隔与房间隔的连续性。

⑦心尖两腔切面：可测量左室的长度，观察心壁活动。

⑧剑下四腔切面：可观察四个腔大小，房室间隔的连续性。

⑨剑下右室流出道切面：可观察高位室缺及右室流出道狭窄的大小程度。

⑩胸骨上窝切面：可观察主动脉、左颈总动脉、左锁骨下动脉、无名动脉、肺动

脉、动脉导管、升主动脉、降主动脉。

3.心脏瓣膜病

(1)二尖瓣狭窄:多见于风湿性,先天性极为少见。

常见超声征象:①左房、右室增大,肺动脉主干增宽;②二尖瓣前、后叶增厚,反射增强,瓣尖、瓣下粘连,开放受限,瓣口面积缩小;③二尖瓣前叶 EF 下降速度缓慢,A 峰消失与后叶呈同向运动;④严重的二尖瓣狭窄伴房颤的病人可见左房壁血栓的异常团块附着,有时血栓未形成前可见左房内呈漩涡样云雾状的团块;⑤二尖瓣口可见高速充填的喘流频谱,E、A 峰消失;⑥CDFI:可见五色镶嵌的血流束通过二尖瓣口;⑦可测出二尖瓣舒张期跨瓣压差,瓣口面积,瓣环大小,肺动脉压力。

(2)二尖瓣关闭不全:多见风湿性、腱索断裂,乳头肌异常。

常见超声征象:①左房、右室增大;②二尖瓣叶、腱索、乳头肌增厚、反射增强,开口尚可,关闭呈裂隙,错位;③左房内出现自二尖瓣环的收缩期射流;④根据返流范围大小和达到左房的距离分为Ⅰ度(2cm 以内);Ⅱ度(2~3.5cm);Ⅲ度(3.5~5cm);Ⅳ度(>5cm)关闭不全。⑤CDFI:在左房内可以蓝色为主的五色嵌的返流束。

(3)主动脉瓣狭窄:可见于风湿性、先天性或老年退行性变。

常见超声征象:①左心室向心性肥厚;②主动脉瓣叶增厚、反射增强,开放受限,开口面积缩小;③主动脉瓣口形成收缩期射流;④升主动脉内出现收缩期湍流信号;⑤可测出收缩期主动脉瓣的跨瓣压差及瓣口面积,瓣环大小;⑥CDFI:主动脉瓣口可见五色镶嵌的血流束。

(4)主动脉瓣关闭不全:可见于风湿性、先天性二叶式主动脉瓣、主动脉瓣脱垂、梅毒性主动脉病变、马凡氏综合征引起的瓣膜扩张。

常见超声征象:①左心室扩大;②主动脉瓣叶回声增强,呈增厚或钙化、关闭呈裂隙;③在 M 型主动脉瓣关闭呈双线,二尖前叶有舒张期震颤;④在主动脉瓣口有返流频谱,根据返流血柱从主动脉瓣口达到左室的距离,可将返流分为 4 度,轻度:返流距离瓣口小于 2cm;中度:返流距瓣口 2~4cm;中重度:返流距瓣口在 4~6cm;重度:返流距瓣口大于 6cm,⑤CDFI:在左室流出道可见以蓝色为主的五色镶嵌的返流束。

4.先天性心脏病 超声心动图目前已成为诊断先天性心脏病不可缺少的检查手段。临床实践证明,应用顺序分段诊断方法有助于复合型先天性心脏病的诊断分析,也可发现未曾预料的畸形,避免遗漏诊断。

（1）利用 B 型图像分段诊断的内容

①心房位置：下腔静脉及腹主动脉的位置关系与心房的位置有关。下腔静脉位于脊柱右前，腹主动脉位于脊柱的左前为正常心房位置。

②心室位置：许多切面可观察心室的数目、大小及形态结构。正常时右室位于右前，左室位于左后。

③大动脉位置关系：根据血管的行经与分支区别主动脉或肺动脉，正常时肺动脉瓣在左前，主动脉瓣在左后。

④房室连接：明确心房、心室的形态结构后，即确定房室连接的类型，正常时房间隔与室间隔对位连续，二侧房室瓣大小相似。

⑤心室大动脉连接：正常时主动脉起自左心室，肺动脉起自右心室，诊断心室大动脉连接关系时观察心室流出道非常重要。

（2）多普勒超声心动图

①瓣膜或流出道狭窄产生的射流，射流的速度可反映出狭窄的程度。

②房室间隔缺损及动脉导管未闭时的心内分流可根据频谱的形态及方向来判断。

③CDFI：可直接呈现分流的水平，狭窄及返流的部位，使多普勒探测准确快捷。

④无创测量左右心室输出量，瓣膜返流量，心内分流量及腔内压力，尤其无创性测定肺动脉压，对手术指征的判断更具有重要意义。

5.心包疾病

（1）心包积液：M 型与 B 型均可显示，心包腔内有液性暗区，即表示心包内有积液或积血，超声能迅速给其进行定量诊断，还能在超声引导下进行心包穿刺抽液诊断治疗。

（2）心包囊肿：可发生在心包任何部位，最常发生于心隔处，囊肿在超声中亦表现为液性暗区。

（3）缩窄性心包炎：超声显示心包增厚、硬化、心腔缩小，房室瓣环缩窄，心室后壁舒张运动受限，心室间隔呈典型的"拉皮筋"样改变。

6.心脏占位性病变　　以心腔内血栓形成及心房粘液瘤多见。

（1）心腔内血栓：①左房血栓多发生于严重的二尖瓣狭窄伴房颤者；②左室附壁血栓多附着于发生心肌梗死的室壁上，超声显示的血栓为边清，欠规整，回声均质的较强光团附着在壁上；③食管超声对左房血栓的诊断符合率更高。

（2）心内粘膜瘤：为心脏原发性肿瘤，多发于左房，其次为左室、右房、右室，可以单个或多发,粘液瘤有蒂,心房粘液瘤的蒂的根部在房间隔上,活动度大且有规律,随心动周期在心室流入道上、下运动,超声显示圆或椭圆形、边界清楚、规整、内部回声均匀,呈点状回声的较强团块。

(3)心脏的恶性肿瘤:常见于间皮瘤和转移性肿瘤,多伴有心包积液,有时只发现心包积液,而找不到病灶所在。

7.心脏破裂　心脏破裂口大,多数来不及做超声,就迅速死亡。根据裂口的大小、位置,患者有机会可做超声检查,二维或多普勒超声可对其做出明确的诊断。

8.夹层动脉瘤　对主动脉根部、升主动脉、主动脉弓及降主动脉用 B 型超声检查就能明确诊断,尤其是彩色多普勒多功能仪更能明确诊断,经食管超声可清楚看到血管内膜及其破口。

第三节　心电图检查

一、基本原理

心脏机械收缩前,心脏首先发生电激动,从而影响身体表面的部位产生电位差。心电图就是用特制仪器从体表记录到的心脏兴奋时电位差的曲线图。它在心脏疾病的诊断上有着重要的意义。

1.临床常用的心电图导联　有以下几类:

(1)标准导联(双极导联)心电图

Ⅰ导联:左上肢接正极,右上肢接负极。

Ⅱ导联:左下肢接正极,右上肢接负极。

Ⅲ导联:左下肢接正极,左上肢接负极。

(2)加压(单极)肢体导联

aVR:右上肢接正极,左上肢和左下肢共同接负极。

AVL:左上肢接正极,右上肢和左下肢共同接负极。

AVF:左下肢接正极,右上肢和左下肢共同接负极。

(3)单极心前导联将左上肢、右上肢、左下肢 3 个电极连在一起,作为中心电端,接负极,正极位置如下:

V_1:胸骨右缘第 4 肋间处。

V_2:胸骨左缘第 4 肋间处。

V_3:V_2 和 V_4 的中点处。

V$_4$:左胸锁骨中线第 5 肋间处。

V$_5$:和 V$_4$ 同一水平左腋前线处。

V$_6$:和 V$_4$、V$_5$:同一水平左腋中线处。

除以上 6 个心前导联外,在特殊情况下电极放在与 V$_3$、V$_4$、V$_5$ 对称的右侧胸壁,称为 V$_{3R}$、V$_{4R}$、V$_{5R}$。

2.正常心电图 心脏除极过程在正常情况下,心脏的激动发源于窦房结,沿着心房内传导组织激动左、右两个心房,并传抵房室结,然后沿房室束,左、右房室束支分别传到左、右心室内膜面,沿浦肯野纤维网,进而使心室肌从内膜面除极。

(1)P 波:P 波代表左、右心房的除极方向,是自右上方向左下方进行的,产生向左下的向量。正常的电压不超过 0.25mV,P 波的时间不超过 0.11s。导联Ⅱ的导联轴与心房除极方向几乎是平行的,所以 P$_Ⅱ$ 是直立的。Ⅰ、aVF 的导联轴和心房除极向量方向相一致,故 P$_Ⅰ$、P$_{aVF}$ 也常常直立。而 aVR 导联轴和心房除极向量相反,故 P$_{aVF}$ 是倒置的。在心前导联中 P$_{V1}$ 可能双向,P$_{V5}$ 常直立。

(2)P-R 间期:指 P 波的开始至 QRS 波群开始的一段时间,它是激动通过心房及房室结、房室束的时间。成人在正常心率下,这个间期为 0.12~0.20s。幼儿或心率过速时,这个间期略为减短。

(3)QRS 波群:QRS 波群代表心室除极过程。整个心室除极时间不超过 0.04~0.11s。根据心室除极过程中向量的演变规律和各导联导联轴的特点,不难理解各有关导联中 QRS 波形的原理。

QRS 波群的形态在心前导联中比较恒定,V$_1$ 可呈 rS,R/S 比例小于 1;V$_5$ 呈 qR 型(或 Rs 型),R/S 接近于 1。肢体导联的 QRS 波群不恒定,在 aVR 中以负向波为主(rS 或 Qr 型),在Ⅰ、Ⅱ导联中多以 E 波为主,Ⅲ导联的变异较大。aVL 和 aVF 的 QRS 波群可能以 R 波为主,也可能以 S 波为主。

(4)Q 波:aVR 可呈 Qr 型。V$_1$ 可呈 QS 型。aVL、aVF、V$_5$ 导联等常呈 qR 型,而 q 波的宽度<0.04s,电压不超过 R 波的 1/4。

(5)R 波:aVL 和 aVF 如以 R 波为主,一般不超过 1.2 及 2.0mV。aVR 的 r 波<0.5mV。V$_1$ 及 V$_5$ 的 R 波不超过 0.7mV 及 2.5mV,R$_{V5}$+S$_{V5}$ 不超过 4mV(女性不超过 3.5mV),R$_{V1}$+S$_{V5}$ 不超过 1.2mV。心前导联的 QRS 波群由开始到达 R(或 r)波顶峰的时间称为"室壁激动时间"。正常 V$_1$ 不超过 0.03S,V$_5$ 不超过 0.05S。

(6)S-T 段:S-T 段应和基线相平,如果降低 0.05mV 或升高 0.1mV 以上,有临床意义。

(7)T 波:T 波系心室复极过程的电位改变。心室的复极过程大致是整个心室肌同时复极,而心外膜的复极比心内膜面稍早。复极过程的电力构成复极向量,一般地和除极过程的向量是一致的。故以 R 波为主的导联(如Ⅰ、Ⅱ、aVF、V_5),其 T 波应为直立的,T 波的电压应大于同导联 R 波的 1/10,T 波低平,双向或倒置是不正常的。反之,以 S 波(或 Q 波)为主的导联(如 aVR、V_1 等),其 T 波常是倒置的。

(8)Q-T 间期:Q-T 间期代表心室除极复极的全部时间。正常时与心率有关,心率越快,它越短。在 70 次/min 时的最大值是 0.4s。

(9)U 波:目前对 U 波认识较少,少数情况下可辅助诊断。

(10)J 点:J 点指 QRS 波终点与 ST 段起点的连接点。

(11)心电轴:心电轴指心室除过极过程的电轴,通常以心电轴测定法测量,即根据Ⅰ和Ⅲ导联中 QRS 波群的电压来测定。

心电轴偏移的意义:心电轴左或右偏对诊断左或右心室肥厚有重要的意义。电轴左偏认为可能与左束支(尤其是左前束支)传导阻滞有关。心电轴对于鉴别Ⅰ孔型还是Ⅱ孔型房间隔缺损有参考价值。Ⅱ孔型房间隔缺损的额面心电轴多右偏,心电图上导联 aVF 的 QRS 波群以正向为主;Ⅰ孔型房间隔缺损的额面心电轴多左偏,心电图上导联 aVF 的 QRS 波群以负向为主。

二、常见异常心电图的表现

1.左心室肥厚

(1)QRS 波群电压改变诊断左室肥厚的电压标准:

肢体导群:$R_Ⅰ+S_Ⅲ\geq2.5mV$,$R_{aVL}\geq1.2mV$,$R_{aVF}\geq2.0mV$。

心前导联:$S_{V5}\geq2.5mV$,$S_{V5}+S_{V5}\geq4.0mV$(女性 3.5mV)。

(2)QRS 时间稍沿长,但并不超过正常范围(0.11s),V_5 的室壁激动时间(VAT_{V5})常超过正常范围(0.05s)。

(3)心电轴左偏。

(4)ST 段和 T 波的改变主要表现在以 R 波为主的导联(如Ⅱ、aVF 及 V_5 等),ST 段降低、T 波低平、双向或倒置。

心电图诊断左室肥厚有假阳性和假阴性的可能,因此,仅在个别导联中 QRS 波群的电压刚达到或超过正常值者可列为"左室高电压",如果电压超过正常值并有 ST-T 改变,确诊为"左室肥厚伴劳损"。

2.右心室肥厚

(1)QRS 波群电压和改变:$R_{V1}\geq1mV$,V_1 的 $R/S\geq1$。$R_{V1}+S_{V5}\geq1.2mV$,V_5 的 $R/S\leq1$。V_1 可能呈 R、RS、$rsR'S'$ 及 qR 等型。

（2）心电轴右偏≥＋100°。是诊断右心室肥厚的重要指标之一。

（3）V_1 的室壁激动时间（VATVs）延长超过 0.03s。

（4）ST 段和 T 波的改变。V_1 中 R 波虽高，ST 段可能降低，T 波可能倒置。

右心室肥厚较轻时，心电图上往往没有表现。一旦有表现，则诊断较有把握。

3.双侧心室肥厚　心电图由于电压的抵消，可无任何特征性表现。如有下列其中 1 项，即可诊断双心室肥厚。

（1）右侧心前导联（V_1、V_{3R}）呈现右心室肥厚的图形，而左前心前导联（V_5、V_6）又呈现左心室肥厚的图形。

（2）心电图呈现左心室肥厚，但 V_1 的 S 波大于 R 波，或 aVR 的 R 波大于 Q 波。

（3）心前导联的改变为左心室肥厚，但电轴右偏。

4.窦性心动过缓　由于窦房结的放电频率低于正常水平。窦性 P 波频率＜60 次/min，波形和间期完全正常。

5.交界区逸搏心律

（1）频率 40～60 次/min。

（2）P 波形态及与 QRS 波的关系取决于交界区激动的前传或逆传，即 P 波位于 QRS 波的前、中、后。

6.室性逸搏心律

（1）频率 25～50 次/min。

（2）QRS 波的形态与室室性期前收缩相似。

7.房室传导阻滞

（1）Ⅰ度房室传导阻滞：心率在 70 次/min 以下的成年人，P-R 间期≥0.21s。

（2）Ⅱ度房室传导阻滞。

①Ⅱ度Ⅰ型房室传导阻滞：P-R 间期逐渐延长，在一窦性 P 波后，脱落 1 次 QRS 波群，并呈周期性变化。

②Ⅱ度Ⅱ型房室传导阻滞：在 P-R 间期固定的基础上，窦性 P 波后突然脱落 1 次 QRS 波群，每分钟脱落＜50 次。

（3）Ⅲ度房室传导阻滞

①P-R 间期相等，R-R 间期相等。

②P-R 间期不等。

③P-P 间期＜R-R 间期。

④心室律为交界区心律或室性心律。

8.窦性心动过速

(1)窦性 P 波。

(2)P-R 间期在 0.12～0.20s。

9.阵发性房室交界区心动过速　结性期前收缩持续出现 3 个以上,称为交界性阵发性心动过速。

(1)波形特征同交界性期前收缩。

(2)频率在 150～250 次/min。

(3)呈阵发性突然起止。

10.阵发性室性心动过速　室性期前收缩持续出现 3 个以上,称为室性阵发性心动过速。

(1)波形特征同室性期前收缩。

(2)频率在 140～240 次/min。

(3)突然起止呈阵发性。

11.心房扑动　各导联窦性 P 波消失,代之以大小相等、形态相同的"f"波,其频率在 140～240 次/min,一般以 2∶1、3∶1、4∶1 下传,R-R 间期相等,同一导联 QRS 波群形态相同。

12.心房颤动　各导联窦性 P 波消失,代之以大小不等,形态不一的"f"波,其频率在 350～600 次/min,R-R 间期绝对不等,同一导联 QRS 波群形态不一。

13.房性期前收缩

(1)在各导联中出现期前的 P′波,其形态与窦性 P 波形态略有差异。

(2)其 P′波后继 1 个近似于窦性的 QRS 波。

(3)P′-R 间期≥0.12s。

(4)代偿间期大多数不完全。

14.房室交界区期前收缩

(1)QRS 波群前后均无 P 波,代偿间期不完全。

(2)交界性期前收缩的 QRS 波群前有直立 P 波。

(3)QRS 波群前有倒置 P 波,P′-R<0.12s。其 P′波后继 1 个近似于窦性的。

(4)QRS 波群后有逆行 P 波,P′-R<0.20s。

15.室性期前收缩

(1)期前出现宽大而畸形的 QRS 波群前无 P 波,QRS 波群≥0.12s,主波方向与 T 波方向相反。

(2)有完全代偿间期。

16.急性心肌梗死 心电图对心肌梗死的诊断、定位、病情观察和判断预后有很大帮助。不同程度的心肌缺血,心电图会有不同表现。轻度缺血表现为 T 波倒置(缺血型);中度缺血表现为 ST 段抬高,与 T 波融合为单向曲线(损伤型);重度缺血则产生 Q 波(坏死型)提示有组织学上的坏死。

急性心肌梗死心电图改变,随时间的推移而有一定演变规律,表现在 ST 段和 T 波上。心肌严重缺血,ST 段迅速上升,甚至形成单向曲线,如心肌发生坏死,就出现 Q 波。ST 段抬高在梗死后数小时达到最高阶段,又在数小时至数天内逐渐降到基线。同时,倒置的 T 波在数天至数周内逐渐增深,然后变浅,有的于数月后 T 波恢复直立,有的经久不变。可根据上述演变规律做出诊断,并大体上估计心肌梗死的病程。有些心肌梗死可能表现不典型,如心内膜下心肌梗死大多不出现 Q 波,而且急性期 ST 段明显降低。心肌梗死形成室壁瘤者,ST 段可长期升高不降回。

心肌梗死的部位诊断可根据导联轴的原理进行判断。心室间隔梗死,典型的心电图改变出现在 V_1、V_2;左心室前壁梗死,典型的心电图改变出现在 V_3、V_3、V_5;左心室侧壁梗死,典型的心电图改变出现在 I、aVL、V_6;左心室膈面(通常称为下壁)梗死,典型的心电图改变出现在 II、III、aVF。

17.慢性冠状动脉供血不足 慢性冠状动脉供血不足,在心电图上往往表现为以 R 波为主的导联中 ST 段降低,T 波低平、双向或倒置。除非倒置的 T 波较深,其下行支和上行支很对称,称为"冠状 T",才是冠状动脉供血不足的表现。多数心电图并不具备不典型的"冠状 T",单凭一次心电图往往不易确诊。

有些患者虽有慢性冠状动脉供血不足,但心电图是正常的,仅在心绞痛发作时或发作后的短时间内,心电图上出现 ST-T 改变,如果在心绞痛发作时描记到这类改变,便是有力地证据。

对有些心电图正常的可疑患者,可进行负荷实验,常用的负荷实验有运动实验和葡萄糖负荷实验,对负荷实验阳性者,如不能排除其他原因,则应考虑冠状动脉硬化的可能。

18.镜像右位心

(1)aVL 导联的 P、QRS、T 波都以负向为主。

(2)aVR 导联的 P、QRS、T 波常不是负向为主,与一般心电图的 aVL 相同。

(3)aVF 导联的特点与一般心电图相同。

(4)心前导联自 $V_1 \sim V_5$ 的移行规律与正常迥异,R 波依次减小,S 波渐次加深,R/S 值是逐渐减小的。

若把右位心的左、右手电极线反联,记录肢体导联心电图,另记 V_2 代替 V_1,V_{3R} 代替 V_3,V_{5R} 代替 V_5,这样就把右位心的图形人为地转变为左位心了。再按左位心的心电图原则进行分析、诊断。

19.洋地黄引起的心电图改变　洋地黄类制剂过量引起中毒的心电图改变,可呈各种类型的心律失常。在一般剂量下,则呈特征性 S-T 改变,称为洋地黄影响,其 ST 段下降与 T 波的前支融合成为向下斜行的直线,倒置的 T 波达到最低点后突然上升,可能稍超过等位线略呈双向波。

20.血钾改变时的心电图变化　血钾开始降低,心电图 T 波降低,U 波明显,与 T 波融合,以致 Q-T 间期难以测定。如血钾继续降低,则 ST 段下降,融合的 T-U 波倒置。血钾过高时,T 波高耸,Q-T 延长,继而进一步产生 R 波降低,S 波增深,ST 段下降,P-R 间期延长,QRS 时间延长等。持续的高血钾可引起心室停搏或心室纤颤而死亡。

第三章　胸腔镜手术

第一节　胸腔镜在胸外手术中的应用进展

电视胸腔镜手术已成为一门成熟的胸外科技术,在许多先进的医疗机构,它已占到胸外科总手术例数的 1/3 甚至 1/2 以上,其应用比例也在一定程度上反映了一个医院胸外科的技术水平。

一、胸膜疾病

(1)早期脓胸及包裹性胸腔积液,尤其是发病 4 周以内的患者,可以在胸腔镜下行脓胸扩清术和纤维板剥脱术。

(2)胸膜肿瘤、胸膜间皮瘤、转移性胸膜肿瘤及肋间神经纤维瘤,都可以在胸腔镜下切除。

二、肺部疾病

(一)肺内小结节和肺弥漫性疾病

随着临床 CT 检查的普及,周围型肺结节的检出率增高。肺结节可能是早期肺癌、肺良性肿瘤,或者是肺内的炎性肿物;它们的共同特点是临床诊断十分困难。经皮肺穿刺活检成功率偏低,并且存在诸多并发症,以前只能开胸活检才能得到病理诊断。电视胸腔镜手术能在微小创伤下完成同开胸手术效果相同的肺楔形切除手术。

(二)肺大疱手术适应证

(1)肺大疱引起呼吸困难症状。

(2)症状虽然很轻,但肺大疱已经大于一侧胸腔体积的 1/2。

(3)肺大疱合并 2 次以上发作的自发性气胸。

(4)虽然气胸首次发作但属下列情况之一者:①肺持续性漏气,即有效胸腔闭式引流>72 小时肺仍不复张或仍持续漏气者;②双侧同时或先后发作的自发性气胸;③特殊工种的患者,如潜水员、飞行员,野外工作者等,以及缺少基本医疗救护条件之地区的患老,对于运动员和大、中学生也可适当放宽手术指征;④自发性血气胸;⑤自发性张力性气胸。

胸腔镜肺大疱切除通常都十分容易,但当大疱巨大、胸膜粘连严重,或肺大疱满布肺脏表面时处理则很棘手,有时需要中转小切口开胸手术。

(三)肺部良性疾病

支气管肺囊肿、支气管扩张等良性疾病,也可以在胸腔镜下行肺叶切除术。

(四)肺癌

在诊断方面,胸腔镜可以很容易地解决早期周围型小肺癌的诊断困难问题和肺癌所致癌性胸水的鉴别诊断问题。在治疗方面,肺楔形切除术可以作为高龄、肺功能无法耐受开胸手术的 $T_1N_0M_0$ 肺癌患者的姑息治疗方法;肺叶切除术技术上已经比较成熟,目前主要用于 I A 期($T_1N_0M_0$)非小细胞肺癌,以及需肺叶切除的转移癌的治疗;胸腔镜滑石粉胸膜固定术可以成功地治疗 95% 以上由于肺癌所致的顽固性恶性胸水。

三、食管疾病

1.食管平滑肌瘤　胸腔镜手术的应用改变了以往食管平滑肌瘤的手术径路,在 3~4 个 1cm 套管切口下即可完成食管平滑肌瘤摘除术。手术时间短,并且创伤小、痛苦轻、恢复快。

2.贲门失弛缓症　食管肌层切开术仍是治疗贲门失弛缓症的最有效和标准术式。目前,经胸腔镜或腹腔镜的食管肌层切开术已基本替代了常规开胸手术。

3.早期食管癌　胸腔镜为食管癌切除术提供了除开胸术和非开胸食管剥脱术之外的第三种治疗方法。手术一般包括三部分:首先,胸腔镜游离胸段食管;其次,开腹游离胃;第三,颈部切口行食管胃颈部端,侧吻合术。胸段食管的切除是在 4 个 1cm 切口下完成,创伤小、安全可靠,手术时间短(通常 1 小时左右),符合食管外科的发展要求。

四、纵隔疾病

1.重症肌无力　胸腺切除术是治疗重症肌无力的最有效方法之一。胸腔镜胸腺切除术仅需 3 个 1.5cm 的胸壁切口,术中能够清楚显露胸腺和整个前纵隔,可同时进行胸腺及前纵隔脂肪切除术,切除范围基本同胸骨正中切口手术。

2.纵隔肿瘤　后纵隔神经源性肿瘤、中纵隔囊肿包括支气管囊肿、心包囊肿、肠源性囊肿等,是最适合胸腔镜手术的病症,胸腔镜可以很方便地摘除各种大小的中纵隔囊肿。部分胸腺瘤,尤其是无外侵的直径＜5cm者适合胸腔镜下连同整个胸腺一并切除。一些纵隔良性畸胎瘤也可用胸腔镜切除。

3.其他　胸腔镜胸交感神经切除术治疗手汗症、乳糜胸等,已成为临床常规手术方法。

第二节　纵隔镜手术

通过电视纵隔镜技术,可以对纵隔内的淋巴结以及肿瘤进行切除或活检,从而达到对肺癌进行病理分期,或对某些纵隔疾病(如结节病、淋巴结结核、淋巴瘤等)进行病理诊断的目的。电视纵隔镜手术操作简单,相对安全,诊断阳性率高,创伤小,符合美观,术后恢复迅速。目前,临床上主要有经颈部及经胸骨旁两种方式,本书介绍的为经颈部的电视纵隔镜手术。手术可通过自上而下及自下而上两种方式进行,临床上自下而上的方式更常见。一般手术顺序为:隆突下淋巴结(第7组),肺门淋巴结(第10组),上纵隔淋巴结(第4组、第2组)。

1.体位　平卧位,肩背部垫高,颈部过伸。这种体位有助于将气管整体向上牵拉,方便手术操作。

2.切口与入路　一般选取颈静脉切迹上方一横指处,衣领形切口,长度3cm左右,以能置入牵开器为度。切开皮肤、皮下,横行切开颈阔肌,沿颈白线纵行切开颈前肌群及气管前筋膜,直至气管前壁,找到气管前间隙。在气管前间隙内,以手指对气管前方及两侧进行充分的钝性游离,扩大间隙,直至近气管杈处。置入牵开器,调整适宜角度及位置并固定。置入纵隔镜观察,使用器械进行操作。

3.手术过程　①第7组淋巴结:沿气管前壁继续向双侧下方钝性游离,直至双侧主支气管前壁,须注意前方即为肺动脉后壁。沿双侧主支气管内侧壁自下而上进行钝性分离,直至隆突,将隆突下淋巴结向右方牵拉,以便处理淋巴结与食管间组织,完整取出隆突下淋巴结。②第10组淋巴结:沿双侧主支气管外侧壁进行钝性分离,寻找并钝性分离双侧肺门淋巴结,过程中注意避免对左侧喉返神经、右肺动脉的损伤,完整取出双侧肺门淋巴结。③第4组、第2组淋巴结:将气管前方的脂肪组织向后牵拉,使其与上腔静脉分离,仔细辨认上腔静脉后,沿其后壁钝性分离,将奇静脉与无名血管间的所有脂肪组织一并切除,上纵隔淋巴结即位于其内。④仔细检查各创面并彻底止血,逐层缝合,一般不需要留置引流管。

4.注意事项　①解剖层次要准确,一定要在气管前间隙内进行游离,否则容易造成严重副损伤。②使用手指进行游离时,可探查纵隔内大动脉(如无名动脉及主动脉)的位置,以免后续操作时损伤;如触及肿大的淋巴结,注意其部位,并尽可能将其与周围组织分离。③不要将牵开器尖端置入未经手指探查及分离过的区域,以免造成副损伤。④在手指不能触及或无法钝性游离开的区域,可使用器械进行操作。使用器械游离各组淋巴结前,须确认其与周围组织器官的关系,以免造成副损伤。⑤如淋巴结与周围组织粘连致密,为减少副损伤,不需要勉强将淋巴结完整游离并切除,此时可使用活检钳进行活检。⑥对淋巴结进行活检前,应常规使用长针注射器试穿,以免误将血管当作淋巴结,造成严重并发症。⑦对于游离过程中以及淋巴结活检后的创面出血,可使用电凝的方法止血;对于范围较大的渗血,可使用填塞压迫止血;对于血管损伤所致的大出血,需迅速中转开胸止血。

第三节　胸腔镜胸腺切除术

一、总论

　　胸腔镜胸腺切除主要适用于胸腺瘤的治疗。胸腺瘤多位于前纵隔胸腺区。非侵袭性胸腺瘤一般呈类球形,表面光滑,边界清楚,有完整包膜,易于分离。侵袭性胸腺瘤形态不规则,无完整包膜,常与周围组织器官粘连,不易分离。胸腺瘤的良、恶性需结合术中所见的肿瘤生物学行为以及术后病理进行综合分析方可判断。

　　胸腺瘤一经发现,无论是否合并有重症肌无力,均应争取手术治疗。电视胸腔镜手术(VATS)与常规手术相比具有胸壁创伤小、术后恢复快、并发症少、术后生活质量高、符合美容要求等优点。VATS的适应证较常规手术严格,主要适用于直径<4cm的非侵袭性胸腺瘤。

　　现代化、高精度的电视胸腔镜设备和器械是微创手术的前提条件。目前,临床上应用比较广泛的设备和器械主要有以下几类:①监视器:2台监视器可以方便所有手术人员进行操作,是进行胸腔镜手术的最佳配置。如果仅配备1台监视器,人员的站位及监视器的摆放位置都要进行相应的调整。②胸腔镜:直径主要有10mm、5mm及2mm三种,目前临床上10mm最常用。镜头视野角度主要有45°、30°斜视角和0°全视角三种。30°镜观察范围更广,如果操作得当,理论上可达到无"死角",临床应用最广泛。③手术器械:胸腔镜手术器械及标准开胸手术器械均需准备,即使术中遇到意外情况而需紧急中转开胸,也能做到有备无患。超声刀等设备,对于血运丰富的胸腺瘤,止血效果确实可靠。

手术时,须明确胸腺与周围组织器官的毗邻关系。由于胸腺瘤的推挤、牵拉、粘连以及侵蚀,解剖关系常存在变异,易造成副损伤及出血。手术可遵循以下原则进行:①仔细辨认胸腺与周围组织器官的解剖关系。胸腺组织常与左侧无名静脉关系密切,如不注意,可能损伤。②分步骤解剖游离。由下至上,由易至难,在切除范围足够的前提下,游离时尽量紧贴胸腺侧。

血管的处理:胸腺动脉一般来源于双侧胸廓内动脉,一般有数支胸腺静脉回流至无名静脉,这些血管变异多,易损伤。通常可采用以下几种方法进行处理:①hem-o-lok 夹/血管夹:血管两端夹闭后,于中心切断,方便快捷,止血效果确切。②超声刀:如配备有超声刀,可以在切除胸腺瘤的同时止血,一般滋养血管均可直接切断,止血效果确切,手术创面清晰。

标本的取出:除非术前已经病理学诊断为良性胸腺瘤,否则所有胸腺瘤均有恶性或潜在恶性的可能,故切除胸腺后,为降低种植的几率,应将胸腺置入标本袋后取出。

目前,胸腔镜胸腺切除术在国内外比较常见的手术方式主要有以下几种。

二、经右胸手术

右侧胸腔空间较大,且心脏及主动脉等重要脏器较少,故目前国内外大多数术者更倾向于经右胸手术。但在游离左侧无名静脉时,由于无法看清其起始部,造成严重副损伤的风险会相应升高。另外,由于心脏遮挡,清扫左侧心包脂肪组织时也存在一定的局限性。

1.体位　左侧卧位,适当后倾,使肺叶自然下垂,以充分暴露术野。将患者固定于手术台,胸下垫高,使肋间隙最大限度地张开,双上肢向前置于臂架上,与躯体大致呈90°角,肘关节稍屈曲。

2.手术人员站位　术者站于患者背侧头端;第 1 助手站于患者腹侧头端;第 2 助手(扶镜手)站于患者背侧足端;器械护士站于患者腹侧足端。

3.监视器位置　2 台监视器一般置于手术台头侧两端,以避免手术人员相互遮挡;1 台监视器一般置于术者对面的手术台头侧。

4.切口与入路　一般情况下需要 1 个观察孔和 1 个主操作孔,必要时可增加 1 个辅助操作孔。①观察孔:根据患者身材、体型,一般选择腋中线或腋后线第 5 肋或第 6 肋间,长度 1.0cm,由皮肤至壁层胸膜的隧道最好斜向上方,不要与胸壁垂直,这样光源置入后的角度更好,还可以避免对肋间神经及血管的摩擦、卡压。②主操作孔:一般选取腋前线第 3 肋间,长度 2.0～4.0cm。选取此处作为主操作孔的原因在于其距离胸腺区较近,而且处理无名静脉及胸腺上极较容易。③辅助操作孔:可根据手术具体情况酌情增加,一般选取腋前线第5肋间,长度1.0cm。主要用于抓持胸腺组织,可以根据需要与主操作孔互换器械。

5.手术过程　①沿同侧膈神经由胸腺下极向上进行游离,使胸腺与膈神经分离;②继续游离,使胸腺与胸骨及心包分离;③跨越中线,沿对侧膈神经由胸腺对侧下极向上进行游离;④处理胸腺静脉;⑤跨越无名静脉,向双侧颈部方向游离双侧胸腺上极;⑥完整切除胸腺,置入标本袋,由主操作孔取出;⑦清扫前纵隔脂肪组织,包括双侧心包外及膈肌上方的脂肪组织;⑧仔细检查创面并彻底止血,留置胸腔闭式引流管1枚,缝合关胸。

6.注意事项　①除胸腺瘤外,手术还需完整切除全部胸腺组织,以及上自胸廓入口,下至膈肌,侧方至双侧膈神经的全部前纵隔脂肪组织;②游离胸腺两侧时,注意辨认并保护膈神经;③处理胸腺与无名静脉之间的组织时,可使用血管夹夹闭后切断,或直接使用超声刀切断。

三、经双侧手术

部分术者提倡经双侧行胸腔镜胸腺切除术,他们强调前纵隔脂肪组织清扫必须彻底、范围足够,以提高合并重症肌无力患者的疗效。然而,这种术式的缺点也是显而易见的,手术创伤大、时间长,术后切口美观性差。更为重要的是,这种术式势必会造成纵隔屏障的消失,双侧胸腔直接相通,改变了正常的生理结构及功能,经常导致严重的呼吸系统并发症。

1.体位　平卧位,背部垫高,双上肢上举、外展。行右侧手术时,手术床向左倾斜30°～40°,行左侧手术时,手术床向右倾斜30°～40°。手术床倾斜的目的在于使肺叶自然下垂,不需要额外牵拉肺叶即可充分暴露术野。

2.手术人员站位　经右侧手术时,术者站于患者右侧头端;第1助手站于患者左侧头端;第2助手(扶镜手)站于患者右侧足端;器械护士站于患者左侧足端。经左侧手术时人员的站位对称。

3.监视器位置　同经右胸手术。

4.切口与入路　同经右胸手术。双侧切口与入路对称。

5.手术过程　①首先经右侧手术,打开右侧膈神经前方的前纵隔胸膜,由胸腺右下极向上沿右侧膈神经进行游离,使胸腺右叶与膈神经分离;②向中线继续游离,使胸腺与胸骨及心包分离;③跨越中线,沿左侧膈神经由胸腺左下极向上进行游离;④处理胸腺静脉;⑤跨越无名静脉,向双侧颈部方向游离双侧胸腺上极;⑥完整切除胸腺,置入标本袋,由操作孔取出;⑦清扫右侧前纵隔脂肪组织;⑧仔细检查创面并彻底止血,留置右侧胸腔闭式引流管 1 枚,缝合关胸;⑨对称入路进行左侧手术,清扫左侧前纵隔脂肪组织;⑩仔细检查创面并彻底止血,留置左侧胸腔闭式引流管 1 枚,缝合关胸。

6.注意事项　同经右胸手术。

四、经左胸手术

近年来,某医院胸外科完成了数十例经左胸胸腔镜胸腺切除手术。这种术式在保证治疗效果的前提下,巧妙地弥补了上述 2 种术式的缺点。术中可以直视左侧无名静脉走行,发生严重并发症的几率较低,清扫左侧心包外脂肪组织亦较容易。手术创伤小、时间短,术后恢复快、并发症少,住院时间短,切口符合美观要求。但该术式需要克服左侧胸腔空间狭小以及重要脏器、血管较多等困难,对术者的操作水平有一定要求。

1.体位　右侧卧位,适当后倾,使肺叶自然下垂,以充分暴露术野。将患者固定于手术台,胸下垫高,使肋间隙最大限度地张开,双上肢向前置于臂架上,与躯体大致呈 90°角,肘关节稍屈曲。

2.手术人员站位　同经右胸手术。

3.监视器位置　同经右胸手术。

4.切口与入路　同经右胸手术。需注意的是观察孔位置可适当前移,以避开心脏遮挡。

5.手术过程　同经右胸手术。

6.注意事项　同经右胸手术。

第四节　胸腔镜纵隔肿瘤切除术

常见的原发性纵隔肿瘤主要包括:神经源性肿瘤、畸胎瘤、纵隔囊肿、异位组织肿瘤(如异位甲状腺肿)等。

纵隔肿瘤一般为进行性生长,保守治疗无效,且可能出现压迫、感染、坏死、破溃甚至癌变。所以对于原发性纵隔肿瘤,无论大小及良、恶性,原则上均应手术治疗。电视胸腔镜手术(VATS)与常规开胸手术相比具有胸壁创伤小、术后恢复快、并发症少、术后生活质量高、符合美容要求等优点。除肿瘤较大外,VATS 与常规开胸手术的适应证基本一致。

术前需根据病变部位选择合适的体位,同时确定手术人员的站位以及监视器的位置。①体位:绝大多数手术选择健侧卧位。将患者固定于手术台,健侧胸下垫高,使肋间隙最大限度地张开,双上肢向前置于臂架上,与躯体大致呈 90°角,肘关节稍屈曲。有时可根据具体情况进行调整,如适当前倾有利于处理后纵隔肿瘤,适当后倾有利于处理前纵隔肿瘤。②手术人员站位:前纵隔肿瘤:术者站于患者背侧头端;第 1 助手站于患者腹侧头端;第 2 助手(扶镜手)站于患者背侧足端;器械护士站于患者腹侧足端。后纵隔肿瘤:人员站位与前纵隔肿瘤对称。③监视器位置:2 台监视器一般置于手术台头侧两端,以避免手术人员相互遮挡;1 台监视器一般置于术者对面的手术台头侧。

适当的切口与手术入路是决定手术是否顺利甚至成败的关键因素。合适的切口不仅能使胸腔镜镜头无死角,还可以为器械的操作提供最佳角度。一般情况下需要 1 个观察孔和 1 个操作孔,必要时可增加 1 个辅助操作孔。①观察孔:选择患侧腋中线至腋后线间第 6 或第 7 肋间基本可以适用于大部分纵隔肿瘤手术。这一切口位于胸腔内较低的位置,除非患者膈肌位置较高,否则一般情况下可以观察整个胸腔内的情况,做到无"死角"。切口长度 1.0cm,由皮肤至壁层胸膜的隧道最好斜向上方,不要与胸壁垂直,这样光源置入后的角度更好,还可以避免对肋间神经及血管的摩擦、卡压。对于部分位置较低的后纵隔肿瘤,由于肿瘤位于后肋膈角内,为膈肌所遮挡,常规观察孔难以观察到肿瘤。此时需要将观察孔的位置上移,一般可置于腋后线第 5 肋间,由上向下进行观察,部分手术人员的站位也需要进行相应的调整。②操作孔:无固定位置,根据肿瘤所在的位置进行调整。总体为"就近"原则,即所选的切口应距离肿瘤最近。肋间的选择需根据术前的影像学资料确定,前纵隔肿瘤一般选择前外侧切口,后纵隔肿瘤一般选择后外侧切口。操作孔的长度取决于肿瘤的直径,对于实体性肿瘤而言,操作孔的长度应与肿瘤直径相当;对于囊性病变而言,因其可进行减压,故操作孔不必过大,以 2cm 左右为宜。分离肿瘤前,须明确肿瘤与周围组织器官的毗邻关系。由于肿瘤的推挤、牵拉、粘连以及侵蚀,解剖关系常存在变异,易造成副损伤及出血。手术可遵循以下原则进行:①仔细辨认肿瘤与周围组织器官的解剖关系。②分步骤解剖游离。由浅入深,由易到难,游离时尽量紧贴肿瘤侧。先打开肿瘤表面壁层胸膜使肿瘤松动,然后游离瘤体,最后处理基底部。③有明确包膜的实体性肿瘤,可沿包膜进行游离。较大的囊性肿瘤操作不便时,可先抽出囊液进行减压,再切除囊壁。

血管的处理:纵隔肿瘤的滋养血管直径一般不大,长度一般较短,且被瘤体遮挡,故一般不推荐使用腔镜血管切割缝合器,通常可采用以下几种方法进行处理:

①hem-o-lok 夹/血管夹:适用于直径稍大的滋养血管。近心端夹闭后,远心端切断,方便快捷,止血效果确切。②结扎/缝扎:适用于数量较多、直径较小的滋养血管。止血钳钳夹近心端后,切断远心端,再使用腔镜器械进行结扎或缝扎,需使用推结器,操作有一定难度。③超声刀/氩气刀:如配备有超声刀或氩气刀,可以在切除肿瘤的同时止血,一般滋养血管均可直接切断,止血效果确切,手术创面清晰。

标本的取出:除非术前已经病理学诊断为良性肿瘤或术中证实为囊肿,否则所有纵隔肿瘤均有恶性可能。故切除肿瘤后,为降低肿瘤种植的几率,应将肿瘤置入标本袋后取出。

一、神经源性肿瘤

多位于后纵隔脊柱旁的肋脊区内,单侧多见。绝大多数属良性肿瘤,质地坚韧,呈球形或类球形,边界清楚,表面光滑,部分肿瘤可延伸至椎管内部。

1.体位　健侧卧位,适当前倾。

2.手术过程　①打开肿瘤表面壁层胸膜;②沿包膜游离肿瘤;③辨认滋养血管并进行处理;④完整切除肿瘤,置入标本袋,由操作孔取出;⑤仔细检查创面并彻底止血,留置胸腔负压引流球 1 枚,缝合关胸。

3.注意事项　①肿瘤一般包膜完整,但血运丰富,尤其肿瘤基底部,需彻底有效止血,以防术中、术后渗血;②术前应常规行 MRI 检查,用以判断肿瘤是否延伸至椎管内(哑铃形肿瘤)。如为哑铃形肿瘤,可与神经外科合作,同期行椎管内肿瘤切除。

二、畸胎瘤

可分为实性和囊性两种。实性畸胎瘤局部可向周围不规则隆起,由于其成分复杂多样,各区域硬度亦不一致,易恶变。囊性畸胎瘤有完整包膜,囊壁较单纯囊肿厚,内部可有分隔,不易恶变。

1.体位　侧卧位,肿瘤偏向的一侧在上。如肿瘤明确位于一侧胸腔内,健侧卧位。

2.手术过程　①打开肿瘤表面壁层胸膜;②沿包膜游离肿瘤;③辨认滋养血管(可能有多根),分别处理;④将肿瘤置入标本袋,由操作孔取出;⑤仔细检查创面并彻底止血,留置胸腔负压引流球 1 枚,缝合关胸。

3.注意事项　①实性畸胎瘤力求完整切除。②囊性畸胎瘤可先减压再切除。如囊壁与周围重要组织器官粘连致密,也可保留部分囊壁,内部灭活处理。

三、纵隔囊肿

包括气管囊肿、支气管囊肿、胸腺囊肿、心包囊肿、食管囊肿等。病变多为类球形,表面光滑,边界清楚,有完整包膜。囊肿内容物多为透明澄清液体,也有黏稠或胶冻状液体。囊肿均为良性病变,极少恶变。

1.体位　侧卧位,囊肿偏向的一侧在上。如囊肿明确位于一侧胸腔内,健侧卧位。

2.手术过程　①抽出囊肿内容物减压;②游离囊壁;③将囊肿完整切除,由操作孔取出;④仔细检查创面并彻底止血,留置胸腔负压引流球1枚,缝合关胸。

3.注意事项　①纵隔囊肿壁多较薄,为避免囊液溢入胸腔以及便于钳夹囊肿,可抽出囊液进行减压,这样也便于由较小的操作孔取出囊肿;②如囊壁与重要组织器官致密粘连,也可保留部分囊壁,囊内壁黏膜组织灭活处理,以防复发。

四、异位组织肿瘤

异位甲状腺肿最为常见。甲状腺组织可迷走于纵隔内任何部位,右侧多见。肿瘤多为单发,类球形,表面光滑,边界清楚,有完整包膜,质地柔软。

1.体位　侧卧位,肿瘤偏向的一侧在上。如肿瘤明确位于一侧胸腔内,健侧卧位。

2.手术过程　①打开肿瘤表面壁层胸膜;②沿包膜游离肿瘤;③辨认滋养血管(可能有多根),分别处理;④完整切除肿瘤,置入标本袋,由操作孔取出;⑤仔细检查创面并彻底止血,留置胸腔负压引流球1枚,缝合关胸。

3.注意事项　肿瘤的血液供应不来源于甲状腺动脉,一般来源于主动脉、胸廓内动脉或锁骨下动脉。静脉血一般回流至纵隔内静脉。手术时须注意这些解剖上的变异,避免损伤。

第五节　膈肌折叠术

膈肌膨出症是一种少见疾病,发病率约万分之一。横膈因发育不全或炎症、损伤(包括出生时的膈神经损伤)等因素而致膈肌萎缩呈薄膜状,膈顶位置升高。本症可发生于任何年龄,成人常见于左侧,婴儿常见于右侧。男性多于女性,约为2:1。小儿患者由于症状明显且出现较早,多数能得到及时治疗。成人患者早期症状往往比较隐匿,容易被忽视,且病程迁延漫长,病情不断加重,呼吸、消化和心血管系统并发症的发生率也较高,不及时治疗会严重影响患者的生活质量。传统治疗方法以开胸手术为主。对膈肌膨出患者,应用胸腔镜进行膈肌折叠缝合术治疗,是微创手术在外科治疗领域的新应用。此种治疗方法能减少手术对患者造成的创伤,相对于传统开胸术式来说是一个较大的提高和发展。

一、电视胸腔镜膈肌折叠术

手术步骤如下:

(一)进入胸膜腔

(1)全身麻醉下用双腔气管插管。

(2)患者取健侧侧卧位,上肢外展。

(3)腋下放腋枕及胸桥,助于保护腋神经及显露术区。

(4)观测孔选腋中线第 5 肋间,主操作孔选腋后线第 8 肋间,副操作孔选腋前线第 6 肋间。

(5)嘱麻醉师单腔通气,使术侧肺萎陷,使用止血钳逐层钝性分离破入胸腔。

(6)使用 30°镜头 10mm 胸腔镜,经腋中线第 5 肋间切口置入胸腔观察胸腔内情况。

(二)膈肌折叠缝合

(1)确认肺已充分萎陷,调整镜头角度,显露术野。

(2)游离下肺韧带。

(3)从肋膈角至心膈角,选择合适折叠平面后将膈肌间断褥式水平缝合,间距0.5cm 左右,每个褶皱中含 1.0cm 膈肌,呈叠瓦状折叠(使用 3-0 Prolene 缝线),再从折叠后的膈肌缝线中间按此方法再次折叠,共 3 次。

(三)肺复张

(1)确切止血,嘱麻醉师双腔通气并充分膨肺,随着肺的膨胀逐步撤出胸腔镜。

(2)皮下组织用 3-0 可吸收线、皮内用 4-0 线缝合切口。

(3)在对侧进行同样的操作。

二、手术要点

注意缝合深度适当,既要缝住膈肌又不能损伤膈下脏器。

三、总结

胸腔镜手术的优势在于操作简便,视野清楚,手术创伤较小,可避免脏器损伤,并可探查内脏器官的情况,同时使膈肌缝合后的张力可控,使膈肌得到充分的加强,术后效果良好。

第六节　脓胸手术

一、概况

脓胸是指胸膜腔被致病菌侵入,发生感染积脓,从新生儿到老年人,任何年龄均可发生。胸膜脏、壁两层在肺根和肺韧带处互相移行,在左、右两肺周围各形成了完全封闭的胸膜腔。胸膜腔的内压低于大气压,呈负压状态,腔内有少量浆液,以减少呼吸运动时胸膜脏、壁层间的摩擦。当胸膜本身炎性病变或肺内化脓性病变破溃至胸膜腔感染胸膜,胸腔内大量积液,若处理不及时,积液将纤维化分隔,呈蜂窝状、胶冻状改变,肋间隙变窄肋骨辐辏脓腔包裹肺组织限制肺功能,或内穿造成支气管胸膜瘘。增厚的脏壁层胸膜常常同肺内病变侵入融合,界限不清,壁层胸膜常常下至膈肌上至胸顶紧密粘连,随着病期的延长,部分患者会伴有胸膜钙化甚至骨化。脓胸多由化脓性细菌引起。多数脓胸继发于肺部感染。在小儿,金黄色葡萄球菌肺炎更是常见原因。部分也可因开放性胸外伤、胸内手术、膈下脓肿或败血症引起。脓液占满整个胸腔者,称全脓胸。如脓液局限于部分胸腔内,则称为局限性(包裹性脓胸)。脓胸如为肺脓肿破裂所致,或并发支气管胸膜瘘,则有气胸同时存在,称为脓气胸。脓胸未进行引流,脓液可穿向胸壁皮下组织(称自溃性脓胸),溃破后形成脓窦,或向肺部穿破形成支气管胸膜瘘,脓液经支气管胸膜瘘流入对侧肺内引起感染。脓胸还可并发纵隔脓肿、肋骨或胸骨结核或骨髓炎、败血症等并发症。急性脓胸大部分继发于各种肺炎。慢性脓胸绝大部分是由急性脓胸转变而来的。慢性脓胸的主要原因有:①急性脓胸没有及时治疗或治疗不当,如急性脓胸期间选用抗生素不恰当,或治疗过程中未能及时调整剂量及更换敏感抗生素,脓液生成仍较多,如果此时引流管的位置高低、深浅不合适,管径过细,或者引流管有扭曲及堵塞,引流不畅,均可形成慢性脓胸;②脓胸合并支气管胸膜瘘或食管胸膜瘘,经常有污染物或细菌进入脓腔,膈下脓肿引起的脓胸,膈下感染如未彻底清除或胸内有异物残留等,均可因感染源未清除,而形成慢性脓胸;③合并特异性感染,如合并结核分枝杆菌感染的脓胸。根据病程长短和病理反应,分为急性和慢性两类。急性脓胸治疗不彻底,病程超过6周,脓液黏稠并有大量纤维素,这些纤维素沉积在脏壁两层胸膜上,形成很厚的胸膜纤维板,限制肺组织的膨胀,脓腔不能进一步缩小，即形成慢性脓胸，事实上这两者无明确的界限。按病程长短分类不确切。学者曾遇到过5天即形成慢性包裹的病例，5天前胸片无任何积液征。在治疗上，根据病理反应和临床表现来分类比较符合临床实际。如排除脓液，肺能扩张的脓胸为急性脓胸，以内科治疗为主。如排除脓液，肺仍不能扩张的脓胸为慢性脓胸，则应由外科手术治疗。这里要提到的是脓胸除了患者在院外就医延迟造成的迁延治疗外，医院内呼吸内科、儿科的穿刺胸腔内注药的保守治疗方法也是造成病情迁延的另外一个因素。20世纪90年代电视胸腔镜治疗方法的应用，使脓胸患者可以在可视的条件下做彻底的廓清引流，这里特别强调，如果胸腔积液或脓性患者如果穿刺引流效果不佳，胸外科的早期介入可以通过微创胸腔镜手术治愈，这时胸膜纤维板未完全形成，出血少，肺与胸膜粘连疏松较易清除，肺早期容易复张，6周内的脓胸患者几乎都可以通过微创治疗解决，如果失去这个窗口期，迁延的无效治疗给患者带来沉重的身心损害和经济负担，这种现象在临床工作中屡见不鲜，最后只能被迫采用创伤大、出血多、风险大的开胸手术。

二、电视胸腔镜治疗急慢性脓胸

（一）术前的风险评估

慢性脓胸手术原则是：廓清脓腔，解放肺功能，消灭残腔，避免胸廓畸形。术前遵循胸外科手术的常规心肺功能、脏器功能的评估外，特别要对患者的出血量耐受程度、清除廓清脓腔剥脱纤维板后肺复张程度、肺漏气程度做认真评估后再决定采用相应的术式。合理的术式选择可以降低手术的系统性风险，因为手术本身是解放肺功能的手术，所以对肺功能的指标要适当放宽。慢性脓胸手术，特别是病期长，合并毁损肺叶、全肺，及肺动静脉旁淋巴结钙化的患者，其手术难度凶险程度要胜过其他的肺部手术，慢性脓胸手术独立风险因素包括：年龄、病史长短、胸膜钙化程度、是否合并肺内病变及术后肺复张程度、术后肺漏气程度、脓胸的范围、是否脓血胸、凝血功能障碍、血管变异、是否抗结核治疗、是否双侧脓胸、是否有支气管胸膜瘘、是否脓胸外穿和是否有肋骨胸骨病变等。术前要排除少见易误诊为脓胸慢性包裹的情况，学者总结了1160例各类脓胸手术中所遇到的情况：胸膜血管瘤破裂机化血胸，自发或外伤致出血慢性包裹，胸膜间皮瘤，肺癌包裹性积液，包虫破裂致慢性脓胸，胸椎结核椎旁脓肿流注，未破裂的夹层动脉瘤或假性动脉瘤误诊为脓胸等。

（二）麻醉

开放手术不涉及肺内病变手术的患者采用单腔气管插管，需要肺切除及有气道出血感染如空洞支扩等要双腔气管插管,对于肺内有化脓性病变、痰量较多的气管插管要分隔好,手术中要反复吸痰,剥除纤维板后要防止复张性肺水肿的发生。在微创腔镜手术中,一般双腔气管插管能够将肺萎陷,提供较大的操作空间和方便止血,但在剥脱纤维板时,适度的双肺通气有利与分清层次及剥脱操作。

(三)切口选择及保护

脓胸手术的切口选择首要的是根据脓腔的位置和范围,脓胸病理过程多是由急性渗出的胸液逐渐纤维化增生、分隔、蜂窝状包裹而来,除全脓胸外包裹多半位于侧后胸壁,学者第一个进镜孔打在粘连最少的腋中线偏上部为好,这样便于找到脏壁层纤维板的分界层面进入脓腔,手术后从这个操作孔放置胸腔闭式引流的上管,另外两个操作孔分别是:一个选在腋中线膈上 3cm,脓胸患者膈肌平面根据病期不同常常上下变化较大;另一个操作孔根据脓腔选在腋后线尽可能不在包裹区或壁层胸膜较薄的位置。脓胸的切口用切口保护套进行保护牵开,术毕时要认真消毒冲洗预防感染。小儿患者或脓胸早期患者当还未形成纤维板时常常可以选择单操作孔或单孔胸腔镜下完成手术。

(四)解剖层次平面的选择

脓胸手术特别是慢性脓胸手术,对于不同操作时期,其对脏壁层纤维板正确的解剖平面要求较高,这对于出血量的多少、肺剥脱时裂伤漏气的程度、肺复张的程度、预防大血管神经损伤、剥除纤维板后膈肌的活动度均影响较大。如脓胸较短,病期不长,胸膜增厚不是特别显著,常常是直接突破壁层纤维板进入脓腔进行廓清,当病期较长,纤维板增厚,最初进入胸腔时,要分清脏壁层间隙,用手指感觉结合腔镜照明,将几个操作孔打通形成一个可操作的间隙,再进一步确认脓腔,常常根据纤维板与肺及胸壁粘连的紧密程度、剥除的难易程度在胸膜外和胸膜内的层面交替操作。膈肌平面及后膈角粘连往往较重,较容易造成肺裂伤出血,要充分利用纵隔面一般较疏松来找到正确的解剖层次,这里特别强调,正确的层面操作往往出血较少,肺漏气轻,不易损伤血管和神经。不正确的操作往往会将肺剥得千疮百孔、四处漏气,极易造成术后出血、肺不能膨胀复张、术后残腔、切口不愈等并发症。一旦纤维板形成,要尽可能将脏壁层纤维板充分剥除,特别不能忽视膈肌面,纵隔面的纤维板,其对术后心肺功能的恢复影响较大。

(五)脓胸的廓清

早期包裹性脓胸常常是纤维胶冻蜂窝状改变,清理脓腔常常采用吸引器,卵圆钳进行吸、夹、捣、撕等动作来完成的,清理完要冲洗消毒脓腔,并做适当的电凝及纱布条压迫止血。

(六)纤维板(膜)的剥脱技术

剥脱技术的关键环节是找到正常的解剖层次,用小圆刀划开脏层纤维板于肺的间隙,对于还未完全形成纤维板的,有时这个间隙很难找,找到层次后先用纱布条的一角推开扩大要剥除的纤维板层面,尤其是腔镜下操作往往要有充分的耐心,用"花生米"、吸引器、纱布块小心剥脱直至将肺充分解放复张。粘连最紧密处往往是肺内病变处,容易剥破而出血漏气,有些病例层面不好解剖,镜下操作时间过长的要及时辅助小切口或开胸。

(七)肺内病变的处理

脓胸患者多是由胸膜炎胸腔积液慢性包裹转化而来,也有一部分是由于肺内化脓性病变或是结核等感染到胸膜腔的,这部分患者往往合并肺内病变,需要充分抗炎抗结核治疗,胸腔镜早期廓清胸内积脓可以有效缓解气短、高热等症状,但同时又带来如何处理肺内病变的难题,特别对于小儿,肺内病变常常会通过抗炎抗结核而吸收,大部分患者是不需要同期肺切除的,急性期的肺手术会造成可以保守治愈的患者损失过多的肺功能,增加手术风险及支气管残端瘘的发生几率,学者常常是廓清后引流,即便要切除,往往是二期手术。同期胸膜肺切除无论是切除范围还是术后并发症都是一个难题。不适合的肺内病变处理,会造成支气管胸膜瘘。一旦合并支气管胸膜瘘,会造成术后残腔、切口不愈等并发症。但对于浅表可切除的病灶,可以在确保断面切干净的前提下腔镜下一期切除。病期较长,毁损的肺叶剥脱后肺不张则同期胸膜肺叶或全肺切除。

(八)止血技术

决定长期慢性脓胸手术成败几个关键因素是:彻底的脓腔廓清纤维板剥除,合理地处理肺内病变,防止出血漏气促进肺复张,其中术中、术后出血是慢性脓胸手术中涉及手术安全的重要的环节,也是医生面对病期长,胸膜钙化或合并肺内基础病变,常常担心甚至望而却步的棘手问题,为此学者结合自己的手术经验,将脓胸手术各阶段的止血方法介绍如下:

首先,手术前良好合理的术式选择可缩短手术时间,减少出血,如对高龄合并肺内病变或病期很长的患者,选择胸廓成形,浅表的干酪灶脓肿采用改进纤维板剥脱术,简化术式,减少出血尽量避免肺切除。对于腔镜下手术的选择,要充分考虑到病期长短和年龄因素,往往高龄或低幼的患者对出血的耐受较差,选择腔镜手术时要格外慎重!合理手术入路及术式选择可降低出血的系统风险。

腔镜下止血方法某种程度更多的是沿用了开放手术的止血经验,现将脓胸开放手术和腔镜手术各阶段的止血方法介绍如下:开胸阶段由于纤维板增厚,警惕部分年龄大、病史长、肋骨疏松患者或本身合并肋骨结核者,学者曾有 1 例开胸时并未用力撑开而致使上下肋骨均多段骨折,给关胸带来很大困难,术后肋间血管再次出血,病史较长的要常规去除一根肋骨,开胸后在游离壁层纤维板游离时,特别是结核钙化纤维板,一定要找好解剖层次,随剥随压迫止血,脏层纤维板剥离时主要是防止剥破肺表皮及造成深度裂伤,特别是致密增厚的纤维板常常是肺内病变最重处,毁损肺往往与增厚的壁层纤维板紧密粘连,与体循环常常形成粗大的侧支循环,毁损空洞壁常常形成壁层纤维板的一部分,复杂的肺基础病变及粘连会导致严重出血,要防止在没充分显露肺根部及段间肺动脉时将肺剥成较深裂伤,甚至伤至段间血管出血较难控制。术前诊断治疗性穿刺常常有帮助。在游离胸顶脊柱旁心膈角区要小心锁骨下动静脉、奇静脉、上下腔静脉,胸顶部纤维板可与锁骨下血管、臂丛、无名静脉呈胼胝样粘连,强行分离会导致难以控制的大出血,要先从前后纵隔面粘连疏松处分离,逐渐"孤立"胸顶血管区,如粘连嵌入无法安全游离,适当保留部分壁层板,但常游离后胸顶广泛渗血,可暂时用热盐水纱布压迫,后用尖直角钳提起出血胸膜电凝或浅进针缝扎,后喷胶或止血纱布覆盖,电刀且不可深烫,防止锁骨下动静脉损伤,在病史较长合并有肺内病变时,病变肺与胸膜纤维板粘连处常有致密粗大滋养血管,此时要预防性旷置,把易出血大血管周围组织先游离,先易后难,逐渐旷置至成束状结构,在做结扎切断时,时刻要有充分暴露再做游离的思想。学者报道过 1 例在游离上腔静脉纵隔面纤维板时,腔静脉撕裂,由于未充分暴露视野阻断修复而致大出血死亡。胸膜肺切除术,特别是结核,肿大的淋巴结常包绕气管周围,与血管无层次或直接侵入管壁,要时刻有提前预判断的预防性血管阻断措施,想好退路再下剪刀,以防不测。

关胸止血阶段要对剥离面严密止血,不可过分依赖于止血纱布止血胶等,还应避免过分注重胸膜的止血而忽略了肺表剥离面和切口肋缘下的止血,肺裂伤较深处出血要仔细手工或器械缝合,关胸时要特别强调对涉及切口肋间血管进行妥善处理,肋间血管出血也是造成二次开胸常见原因。

胸腔镜止血:近年来,电视胸腔镜被应用于早期脓胸的治疗取得了良好效果,患者胸腔积液如处理不及时,将会纤维化分隔,呈蜂窝状、胶冻状改变,使脓水无法通过穿刺或引流排出胸腔而逐渐形成慢性包裹,特别值得一提的是这种病变过程有时会在 1 周之内即可形成,在病期不超过 1 个月,可以通过微创腔镜手术进行廓清引流纤维板剥脱,这个黄金微创治疗时间段,往往会由于在内科保守治疗而延误,使脏壁层纤维板增厚而被迫开胸手术,早期腔镜廓清引流,特别是对于小儿,由于其不配合胸穿,早期腔镜手术可明显减少创伤、失血,避免开胸手术,近年来学者亦尝试把胸腔镜引入脓胸手术止血中,采取单手辅助,可以在使切口更小(10～15cm)的情况下完成病期几年、几十年的纤维板剥除,利用胸腔镜放大无盲区的特点,方便对胸顶膈角隐蔽处的止血,其辅助止血效果优于单纯开胸手术,在完全关胸状态下也可再次检查出血。早期脓胸纤维板纤维膜容易廓清剥除,特别是小儿,剥除后多渗血不重,对于长期厚纤维板患者,剥除后局部出血可用电凝吸引器吸引止血,也可以边冲洗边用电凝钩止血,常常配合纱布条充填压迫止血,纤维板渗血用电凝抓钳可有较深的电凝深度,止血效果较好。

(九)防漏气技术

剥脱后的漏气对于这类手术是不可避免的,对与老年肺气肿合并脓胸和肺内病损严重的患者,由于漏气严重,尽可能不选择纤维板剥脱术。预防漏气最重要的措施就是剥脱时找对层次。剥脱时,较深的裂伤是必须要修补的,特别是有支气管胸膜瘘的患者,要解剖到正常的气管后充分消毒缝扎,对于肺内病损严重、不能复张的患者,要同期行肺叶切除。对于由于粘连重而剥离胸膜造成弥漫性漏气的患者并不需要太多担心,经充分引流后几乎都可愈合或粘连,充分的肺复张可以快速粘连减少漏气和渗血,手术中喷胶或覆盖耐维片可以减少漏气,但要在通气状态下喷胶覆盖,防止其限制肺复张。引流管的位置,上管要尽可能置于胸顶有利于排气,下管要尽可能低位易于引流液体。术后适宜的负压吸引管有利于肺复张,减少漏气。

(十)手术后特殊处理要点

术后常有不同程度的渗血,要强调手术中的仔细止血,尽可能术后不用常规止血药物。老年高凝患者要特别慎重,防止继发心梗及静脉血栓引起肺动脉栓塞,高龄患者止血药物不能作为术后常规进行应用,术后残腔较大的早期适当的负压吸引,促进肺复张,消灭残腔使之快速粘连,减少渗血;但对于术后渗血严重,尽量避免加负压,实践中学者体会对于无明显活动性出血的渗出性出血,正肾盐水盥洗效果可靠满意,对于活动性出血,要当机立断不可犹豫,由于医生常常因为费用、面子不愿意二次开胸止血,往往犹豫徘徊于出血量的观察而延误开胸止血时机;另外由于这类手术出血量大,手术时间长,时有需应用止血药物情况,增加了血栓病的发生几率,术后要特别警惕加强对深静脉血栓的预防。

第七节　漏斗胸 NUSS 术

一、概述

漏斗胸在所有的先天性胸壁畸形中最为常见,其定义是胸骨下部向内凹陷并伴有相应水平连接的肋骨向内弯曲,这种缺陷既可以是对称的也可以是不对称的,而多数偏心性缺陷都是胸骨右侧的凹陷更严重。据统计,漏斗胸的发病率约为1/400,15%～40%的病例有家族史,有一定的遗传性,男女发病比例约为 5∶1,与所有胸壁畸形一样,漏斗胸会对患者造成很多影响,轻微的漏斗胸可以没有症状,而畸形较重的则压迫心脏和肺,影响呼吸和循环功能,肺活量减少,功能残气量增多,活动耐量降低,幼儿常反复呼吸道感染,出现咳嗽、发热,常常被诊断为支气管炎或支气管喘息;漏斗胸患者容易出现自卑、羞耻感、社交障碍、自闭、抑郁症等心理问题,但研究表明漏斗胸的严重程度与患者社会心理状态无明显相关性。

二、应用解剖

漏斗胸是一种以胸骨体显著凹陷为特点的前部胸廓先天性畸形,通常连接在胸骨柄的第 1～3 肋骨不会受累,畸形常好发在第 4～7 肋骨及肋软骨,通常凹陷最深点位于剑突连接处之上,NUSS 手术通过在原位重新调整胸骨来矫正畸形而不需要切除肋软骨。

三、手术指征

(1)患者有明显的症状,严重畸形或有漏斗畸形逐渐加重。

(2)心脏评估合并先天性心脏病如二尖瓣脱垂、动脉导管未闭等。

(3)CT 提示 Haller 指数≥3.25(正常值 2.50)。

(4)肺功能测试显示有限制性通气障碍或阻塞性通气障碍。

(5)矫形失败者。

符合以上任意两条者可手术治疗。

若患者出于美观需要或是心理因素影响,也可行 NUSS 术,所有患者术前均需进行心肺功能评估。

四、手术操作

（一）体位及切口选择

患者取仰卧位，双臂外展固定于手臂固定架，使腋下充分暴露，消毒准备区域包括双侧胸部（含腋下）至床旁水平，上至下颌，下至脐水平。

在两侧腋前线至腋中线准备置入钢板的肋间水平做两个横向切口。

（二）定位及测量

标记畸形的最深点。如果最深处在剑突，则以胸骨最低水平做切口并放置钢板；标记对应这一水平的两侧肋间隙，并在两侧腋前线至腋中线设计长约 2.5cm 的横向切口；标记钢板在前胸进入双侧胸腔的位置，该点为胸廓畸形最明显处；在手术设计的肋间水平上测量双侧腋中线的距离；根据测量结果上下浮动 1～2cm 选择适合尺寸的钢板。

（三）操作步骤

（1）在两侧腋前线至腋中线准备置入钢板的肋间水平做两个横向切口。

（2）切开至肌筋膜水平并向切口至胸廓动度最大处的中点间做皮下口袋。

（3）做横向的皮下口袋并保证其能够容纳钢板固定器。

（4）在右侧腋中线低于切口两个肋间处做一 1cm 切口作为观察孔。

（5）以 8～10mmHg 的压力形成人工气胸。

（6）使用 30°胸腔镜观察胸腔，胸廓动度最大点，可以只用一个右侧观察孔完成手术并观察钢板从右侧穿至左侧。

（7）在胸腔镜导引下放置导引器，从右侧切口置入做好的皮下口袋中，密切关注显示屏。

（8）用向上的牵引力，轻轻地推进导引器，迅速在心包前与漏斗胸凹陷最深点后方之间水平方向穿过纵隔。

（9）助手应在对侧使用拉钩暴露左侧的胸廓动度最大处。

（10）导引器应精确地在此位置穿出胸腔，走行于左侧皮下口袋并从左侧切口穿出。

（11）导引器位置合适后，就用力向上牵拉导引器，并将两侧胸壁凹陷的上下部向下按压以重塑胸骨。

（12）使用钢板折弯器塑造合适尺寸的钢板，并将钢板改造成模板的精确形状，注意分清钢板的左右端。

（13）将塑形后的钢板与导引器连接，轻轻牵引导引器反向退出，推进钢板使其穿过由导引器开通的纵隔隧道,同时通过胸腔镜观察,穿过钢板时使末端向上。

(14)一旦钢板两侧末端放置到位,翻转钢板,使胸骨及胸壁变为隆起的状态,并严格检查钢板的位置和稳定性,及畸形矫正是否充分,如胸壁凹陷纠正不明显或钢板不稳定,可距离第一个钢板的 1~2 个肋间外放置第二个钢板。

(15)在切口处的皮下口袋内放置 1 个或 2 个同定器,并附着在钢板上以增加安全性,防止钢板移位。

(16)在皮下口袋内固定钢板和固定器,使用粗可吸收缝线以 8 字缝合法缝合钢板固定器的周围组织。

(17)逐层缝合肌肉,可留置胸腔闭式引流管(可使用胃管或纵隔引流管)。

第四章　胸壁疾病

第一节　胸壁感染

一、胸壁皮肤、浅层软组织的感染

胸壁皮肤、浅层软组织的感染与发生在其他部位的软组织感染无特殊性。唯胸肌下与肩胛下蜂窝织炎因其特殊部位形成的巨大自然间隙,虽全身症状较重,但局部症状可能不明显,需加以注意。

1.病因　胸肌下和肩胛下的感染可由外伤、疖、痈、急性化脓性乳腺炎、急性淋巴腺炎、骨髓炎、脓胸及脓毒血症等原因引起感染,形成蜂窝织炎。

2.症状与体征

(1)全身症状:早期即可有畏寒,发热症状,血常规检查血白细胞升高。

(2)局部体征:感染的部位红、肿、疼痛,随感染加重,胸肌下间隙感染出现胸肌部膨隆,乳房隆起;肩胛下间隙感染出现肩胛骨缘肿胀、压痛,背肩部运动受限。脓肿形成后局部按之有波动感,穿刺抽出脓液后可确诊。

3.治疗　早期全身大量使用有效的抗生素,一旦有脓肿形成,应及时切开引流,引流口要选择在脓腔低位,切口要够大,以保证引流通畅。

二、胸壁结核

胸壁结核临床较常见,多发生于中、青年。主要继发于肺或胸膜结核,临床往往原发病灶已基本治愈,所以多半情况下找不到原发病灶,有时仅遗有胸膜肥厚的改变。

1.病因和发病机制　由结核杆菌感染引起。结核杆菌侵至胸壁的途径有:

(1)淋巴径路:肺结核或胸膜结核通过胸膜淋巴管,穿透肋间组织,在软组织中形成结核性脓肿,这是最多见的径路。

(2)直接扩散:表浅的肺结核或胸膜结核病灶,经过与胸膜的粘连部,直接扩散至胸壁。

(3)血行径路:结核菌经血循环进入肋骨或胸骨骨髓腔,引起结核性骨髓炎,再穿破骨皮质形成脓肿,这种途径比较少见。结核性脓肿伴有肋骨破坏多半是感染直接浸润引起。

2.病状与体征

(1)胸壁出现一囊性包块,初期位于壁层胸膜外,穿破肋间隙进入皮下,形成葫芦状、哑铃型。无混合感染时局部红肿并不明显,病变进一步发展可引起脓肿溃破不愈。

(2)全身伴有结核感染的反应,如低热、盗汗、乏力、局部有不同程度的疼痛等。

3.诊断要点

(1)胸壁无痛性肿块,增大缓慢,不红、不热、不痛。

(2)可有波动感,压痛不明显,脓肿治疗不当或不及时可破溃,形成久治不愈的窦道和溃疡。

(3)若脓肿波动明显,诊断性穿刺可抽出无臭、稀薄、黄白脓汁或干酪样物,做涂片、集菌或培养等细菌学检查,可以确定诊断。穿刺时应严格无菌操作,防止继发感染,进针部位应选在脓肿上方的健康皮肤处,使针道迅速闭合。

(4)X线检查可见肺、胸膜结核病变,肋骨、胸骨不规则骨质破坏或缺损,但X线检查阴性不能否认胸壁结核的存在。

(5)形成窦道和溃烂的病人送肉芽活体组织检查常可确诊。

4.鉴别诊断

(1)化脓性胸壁脓肿:包括化脓性肋骨或胸骨骨髓炎。特点:起病较急,病程短,全身和局部反应均比较明显。当结核脓肿伴混合感染时鉴别有时困难,需要从病史病程、肺或胸膜有无结核样病灶等方面综合分析,最后可能需病理活组织检查才能确诊。

(2)胸壁肿瘤:当深部结核性脓肿时波动不明显,可能会与胸壁肿瘤混淆。尤其是胸壁血管瘤。按之亦有波动感,但穿刺可以鉴别。

(3)胸椎结核的椎旁脓肿:发生在后胸壁的脓肿,常常向下,向外流注,脓肿可出现在脊椎旁或侧胸壁,与胸椎结核的椎旁脓肿相混淆。鉴别要点是胸椎X线正侧位片可以发现胸椎有椎体破坏性改变。

(4)乳房结核:开始是乳房内单个或多个结节状肿块,触之不甚痛,数月后肿块软化,形成寒性脓肿,易同胸壁结核相混淆。特点:病变多局限在乳房内,极少侵入胸肌内和肋间隙,一旦脓肿形成后皮肤极易溃破形成窦道。

（5）胸壁放线菌病：放线菌病胸壁的肿块坚硬，有多数瘘孔，脓液中可有硫磺颗粒，可与胸壁结核鉴别。

5.治疗

（1）加强全身治疗：包括加强营养、休息及抗结核药物的应用。

（2）脓腔穿刺：对较小的胸壁结核性脓肿及年老体弱的病人，可试行胸腔穿刺排脓，注入链霉素 0.5～1.0g，并加压包扎，每 2～3d 重复 1 次，同时全身抗结核治疗，有少部分人可获治愈。

（3）手术治疗：在全身抗结核治疗的基础上（至少 2～4 周）行结核病灶清除术是胸壁结核治疗的主要手段。

6.手术注意事项

（1）当结核性脓肿继发感染时，如局部炎性反应明显，应先切开引流，再择期手术。

（2）如皮肤层已受损，可梭形切除部分皮肤，沿脓肿壁外周游离直抵脓腔底部整块的切除脓肿，尽可能不要过早地切入脓腔。

（3）于脓腔底部仔细寻找窦道。根据肉眼观察，或借助于探针寻找，注意窦道可呈直线单根，也可以分叉多根，必须将肉芽组织彻底清除。彻底清除病灶是手术成败的决定因素。

（4）如发现肋骨皮质变脆，颜色发暗，需同时切除受侵的肋骨。病灶清除以后使手术野创腔呈碟形。

（5）用 5％碳酸氢钠溶液中洗伤口，并置入链霉素 2～4g。

（6）用周围软组织肌肉充填创腔，并用细线缝合固定。常可供选择的肌肉有胸大肌和背阔肌。

（7）术后伤口内放置引流条并适当加压包扎亦是决定手术成败的重要环节。一般 1 周拔除引流条，再适当加压包扎 2 周，即能达到一期愈合。

（8）术后继续抗结核治疗 6～12 个月。

三、胸壁放线菌病

胸壁放线菌病是有放线菌感染所致的慢性化脓性肉芽肿性疾患，近年来此病已相当少见。

1.病因与发病机制　　放线菌常寄居在人的口腔内，当人体抵抗力降低时，吸入呼吸道的放线菌则可以引起肺的放线菌病，肺的放线菌可浸润胸壁，有胸壁上发生特有的板样硬块，呈暗紫色，其中许多部位逐渐软化形成多发性小脓腔，溃破后形成许多凹凸不平的瘘孔,流出的脓液中有很多黄色"硫磺颗粒"即放线菌菌块,有54%的人可以找到。

2.症状和体征

(1)胸壁脓肿出现多处瘘管,且瘘管周围组织纤维化明显,肿块坚硬,压痛不明显,本病很少经血循环和淋巴系统扩散,故局部淋巴结不大。

(2)久病者可有贫血、浮肿、营养不良和内脏淀粉样变。病变侵及食管、脊椎、心肌等部位,预后不良。

3.诊断要点

(1)胸壁脓肿形成多处瘘管,肿块坚硬,脓液中找到硫磺颗粒即可判断。

(2)当肺内同时有放线菌病时,X线胸片可见瘤样异常阴影,伴有胸膜肥厚及胸水,要注意和肺癌的区别。

4.治疗　本病较顽固,常采用综合疗法。长期大剂量使用青霉素治疗可取得一定的效果。每日剂量可达1000万～2000万U。亦可用林可霉素和头孢类抗生素。待病灶稳定缩小后用手术切除。

四、肋骨软骨炎(Tietze 病)

肋软骨炎是胸科门诊常见病,好发于青壮年,临床特点是无明显原因的胸痛伴肋软骨处隆起。

1.病因与发病机制　病因尚不明显。可能与下列因素有关:

(1)慢性累积性损伤造成炎性改变。

(2)内分泌异常致局部营养代谢障碍。

(3)病毒的感染。

2.症状与体征　肋软骨单发或多发的增粗隆起,伴有明显疼痛与压痛。多发生在第2～4肋软骨,病程往往较长,多数病人症状能自行消失。

3.诊断要点　主要根据主诉和检查所见。X线胸片检查对本病作用不大,但可以用于鉴别诊断,注意排除患肋骨肿瘤、胸壁结核等疾病。

4.治疗

(1)解除思想顾虑,指明此病有自愈的倾向,无大的危险。

(2)局部封闭治疗,每周1次,连用2～3次。药物可选用以下方案:①2%普鲁卡因10～20ml+维生素 B_{12} 100～500μg+维生素 B_1 50mg;②泼尼松龙(强的松龙)25mg+2%普鲁卡因10～20ml;③2%普鲁卡因加等量的当归注射液。

(3)中药治疗可服用"复元活血汤":柴胡15g,瓜蒌根、当归、桃仁各9g,红花、甘草各 6g,酒军 30g。

(4)手术治疗:对少数症状重、经对症治疗效果不好、局部增生明显的肋软骨炎可采用手术切除的方法,可望完全治愈。

五、化脓性肋骨骨髓炎

虽然过去当结核及伤寒流行时偶见胸骨及肋骨自发地出现骨髓炎,但目前已极为罕见。结核感染侵犯骨和关节较常见,但发生在肋骨的骨髓炎占 1.1％。因此目前肋骨骨髓炎常是由于继发于伤口的感染所引起的。

1.症状与体征

(1)一般症状有局部肿胀、疼痛及发热等炎症表现。

(2)如继发于伤口感染,则伤口经久不愈,形成慢性胸壁窦道。

(3)X 线胸片可见肋骨有骨质溶解破坏,如发生肋软骨部位,则 X 线胸片可无明显改变。

2.治疗 单纯靠药物抗感染治疗已很难奏效,往往要在抗生素类药物的控制下采用手术治疗。手术注意:①对受累的肋骨切除要够长,要在正常部位(距病变 2cm 以上)切除。②切除的肋骨断端用肌肉、软组织覆盖。③肋软骨发生骨髓炎因肋软骨血运差,对患病的肋软骨行全根切除,如发生在肋弓则需要全肋弓切除,否则效果差。

第二节 胸壁先天性疾病

由于先天性发育异常,胸壁可以发生种种畸形。如漏斗胸、鸡胸、胸骨裂、肋骨畸形及胸壁的软组织畸形等。胸壁的软组织畸形容易发现,包括乳房、胸大肌或胸小肌的发育不全;肋骨畸形包括肋骨的数目增多或减少、分叉、短缺或相互融合等,这些畸形需在 X 线胸片才能查出,临床无症状,不产生病理改变也不需治疗,故无特殊临床意义。较常见又有临床意义的胸壁先天性畸形包括漏斗胸、鸡胸、胸骨裂和 Poland 综合征等,严重时不仅对呼吸、循环功能有影响,且会使病人因体形异常而产生精神负担甚至性格变异,故对这类畸形应手术治疗。本节重点讨论漏斗胸和鸡胸。胸椎侧凸、后凸畸形属骨科范畴。

一、漏斗胸

漏斗胸是一种胸骨的凹陷性畸形。发生率约占人口的 0.1％～0.3％,男女之比约 4：1，一般在 3～5 岁时畸形显著，易被察觉。40 岁以上病人少见，提示漏斗胸病人的生存期可能比正常人短。

1.病因与发病机制　产生这种先天性畸形的原理尚无定论，目前有下列假说：

(1)与家族遗传有关，临床有明显的家族倾向。

(2)肋骨和肋软骨的生长速度失调。

(3)隔肌发育不全。膈肌的胸骨部分发育过短，牵拉胸骨，致使胸骨下部向内凹陷。

2.症状与体征　轻度畸形可无症状，畸形明显的患儿大多有运动耐量减退的表现。由于压迫心、肺而产生呼吸和循环系统症状，表现患儿肺活量减少，残气量增加，可以反复发生呼吸道感染的症状。循环系统障碍症状，幼小儿自觉较少，年龄稍大者可有呼吸困难、心悸、心率增快，甚至有心前区疼痛。

体征可见前胸下部向内，向后凹陷，呈漏斗状，故名漏斗胸。胸骨柄和肋骨多数无改变，漏斗中心可在中心线，也可偏斜，心尖搏动左移，肺部在后下方可闻及啰音。

3.诊断要点　通过观察外观即可确诊。一般典型的体征是凹胸、凸腹、颈肩前倾、背平或圆。年龄稍大者脊柱多有侧弯，女性病人可有凹陷侧乳房发育不良。

4.辅助检查

(1)X 线胸片：可见肋骨后部平直，前段的向下倾斜增加，心影左移，心影右一、二弓消失，肺部透亮度增加，膈肌较正常低。侧位片可见胸骨下端向后凹入，与脊柱之间的距离缩短，胸椎向后凸度增大。

(2)胸部 CT：胸部 CT 扫描对胸壁凹陷程度及心脏移位的情景显示较清楚。

(3)波纹分域图像：是利用光源和格子的投照方法，将前胸壁凹陷的波纹等高线图像拍摄下来，依据波纹等高线的间隔和数目，了有漏斗变形的情况，算出凹陷的容积。目前国内临床应用较少。

(4)心电图：由于前胸壁凹陷，心脏内移，心电图有相应的变化。表现在 V_1 导联呈倒置或双向，QRS 波群呈现 M 形，T 波倒置。

(5)心功能测定，超声心动图检查射血分数（EF）及左心室周径向心缩率（MVCF）均较正常儿童偏低。

5.漏斗胸程度的判断　漏斗胸凹陷的程度以平卧位注入漏斗部的水量多少来表示。或用橡皮泥于漏斗部塑形后取出，放入盛有水的量杯中，察看增加的水量数，即可较容易的测出容积，严重者可容水 200ml 以上。临床上许多学者更多地采用漏斗胸指数来表达凹陷的程度，但不如以上方法精确。漏斗指数的计算方法是：

$$F_2I = a \times b \times c / A \times B \times C$$

注：a.漏斗胸凹陷部的纵径；b.漏斗胸凹陷部的横径；c.漏斗胸凹陷部的深度。A.胸骨的长度；B.胸廓的横径；C.胸骨角至椎体最短的距离。

凹陷程度判断的标准：$F_2I > 0.3$ 为高度；$0.3 > F_2I > 0.2$ 为中度；$F_2I < 0.2$ 为轻度。

6.胸骨翻转法手术矫治　漏斗指数 > 0.2，有心脏功能障碍及精神负担较重者应做手术治疗。手术时间以 3～10 岁为宜，临床发现手术时间越早手术操作越简单，效果越好。

胸骨翻转的方法应用广泛，适用于成年人，因成年人所有骨性结构钙化较完全，难以整复，翻转后可获得稳定的胸廓结构。方法有：

（1）上、下带血管蒂胸骨翻转术手术操作要点：①胸腹正中切口较方便，女性病人可采用乳房下横切口；②游离胸大肌、显露胸骨、肋软骨及腹直肌，切除游离整个畸形的肋软骨，注意保留软骨膜；③切断隔肌与胸骨的联系，使剑突游离；④于第 2 肋间平面横断胸骨，分离胸廓内动、静脉约 5～6cm，利用楔形凿骨的方法纠正胸骨的畸形；⑤游离保护好胸廓内动脉、静脉和腹壁上动脉、静脉、胸骨翻转后两侧血管交叉时不要影响血流的通畅；⑥切断肋软骨及肋间肌，翻转的胸骨板"三"点固定要可靠（胸骨横断处与两侧的肋软骨处）；⑦将胸大肌拉拢缝合，其下缘与腹外斜肌缝合；⑧必要时术后配合胸骨固定 4 周左右，防止胸骨塌陷。

（2）带腹直肌蒂胸骨翻转法（Scheer 法）：目的是结扎切断胸廓内动、静脉，仅保留腹壁上动、静脉，其余手术要点同上。

（3）无蒂胸骨翻转术（和田法）：胸骨正中切口，游离凹陷的胸骨、肋软骨，结扎切断胸廓内动、静脉和腹壁上动、静脉，使胸骨、肋软骨板自骨膜下完全无蒂的剥离取出，加以修整，做原位 180°翻转，再缝合固定在原处。

以上方法最适合治疗对称性漏斗胸，对重症不对称漏斗胸可采用以下颠倒翻转法。

（4）不对称性漏斗胸肋骨颠倒翻转术手术要点：仅游离凹陷侧的肋软骨和胸骨，保留肋间血管和胸廓内血管，锯开凹陷侧胸骨和肋软骨，做上、下颠倒翻转原位固定。

应用胸骨翻转术确能产生一个立即稳固和坚硬的胸壁，但大片的游离骨翻转后，一旦发生感染，将带来较严重的后果。因此术中尽可能保证游离骨的血运，加强无菌操作。

7.胸骨抬举法手术矫治　通常适用于软骨和骨质都很柔软的较年轻的病人。

（1）胸骨抬举术手术要点：将全部畸形的肋软骨（第 3～6 肋骨）全长自肋软骨骨膜下切除，游离胸骨，于其下端横断，使胸骨自第 2 肋软骨以下完全游离抬起。胸骨上部后板作横行楔状截骨，截骨处嵌入自体软骨片，贯穿结扎固定。再将两侧肋软骨自内向外斜形切断，然后重叠缝合固定（3 点固定法）。此方法术后易出现反常呼吸，严重时需用呼吸机辅助呼吸，且复发率高，故已极少有人采和此法，现许多学者对此予以改进，，并利用各种材料配合外固定，效果较理想。

（2）金属支架矫正术适合于胸壁畸形明显且不对称的成年病人。手术要点：游离畸形胸骨和肋软骨的方法同前，不同的是要对凹陷之肋骨、肋软骨及胸骨需作适当截骨。首先在凹陷部内侧，即胸骨旁附近，游离骨膜后用刀作倒 V 形截骨，两侧第 3 至第 7 肋软骨作同样截骨，再在凹陷部外侧开始处也用同样方法作倒 V 形截骨，胸骨的整形在第 2 肋间水平，用骨凿从侧方于骨膜做倒 V 形截骨，最后用手游离胸骨和肋软骨后面，使胸骨连同肋软骨一并抬起，再用金属支架板固定。

二、鸡胸

和漏斗胸正相反，鸡胸是一种胸骨的凸型畸形，发生率远较漏斗胸低，两者比例约为 6∶1～10∶1。

1.病因与发病机制　病因不甚清楚。有以下学说：

（1）与家族遗传有关。这种畸形有时是家族性的。

（2）肋骨过度生长学说。Lester 提出，鸡胸患者膈肌外侧肌异常发达，其中央腱的前部呈 V 形缺损，由脂肪组织替代。深吸气时，胸骨下部因无膈肌牵扯而前移，加上过度生长的膈肌外侧部肌肉的收缩，使 Harrison 沟加深，胸骨前凸畸形。

2.症状与体征　鸡胸常在学龄期前以后才注意到，一般心肺受压症状较漏斗胸轻，故对呼吸、循环的影响亦轻。重者易出现疲劳，反复上呼吸道感染及支气管喘息的症状。有的患儿前下胸壁及上腹壁有反常呼吸症状，是由于有膈肌的发育或附着异常，术中应注意探查并处理。

根据体征和 X 线表现可分为以下三型：

（1）Ⅰ型——常见型：胸骨的中下 1/3 交界处向前隆起，剑突尖指向背部，常合并两侧下部肋软骨的凹陷。

（2）Ⅱ型——凸胸鸽型：较为少见。胸骨柄及上部肋软向前突出，胸骨体及下部肋软骨凹陷，剑突指向前面，胸骨侧面大致呈 S 形。

（3）Ⅲ型——局限型：一侧有几个肋软骨突起，胸骨体无明显凹凸，仅有洞纵轴向健侧的旋转，对侧肋软骨相对显示有下陷倾向。

3.胸骨翻转法手术矫治　常适用于Ⅰ型鸡胸。

（1）上、下带血管蒂胸骨翻转术。

（2）带腹直肌蒂胸骨翻转术。

鸡胸和漏斗胸一样可采用上述方法矫治,不同的是鸡胸的肋骨及肋软骨过长与漏斗胸有所不同。另外要正确估计翻转后的胸骨是否会人为的形成漏斗胸,必要时翻转后要对胸骨作整形处理。

4.胸骨沉降法手术矫治　常适用于鸡胸Ⅱ型——凸胸鸽型。

（1）胸肋整形降术手术要点:前有纵切口或横切口暴露出畸形胸骨和肋软骨,逐根切断两侧畸形的肋软骨及肋间肌,再采用楔状截骨方法对胸骨进行整形,切除多余部分的肋软骨,用细钢丝缝合固定。注意切除时要掌握分寸,考虑到沉降后是否会压迫心肺。

（2）胸骨整形沉降术:此法是对变形的肋软骨于骨膜下全部切除,再用手指自剑突下分离胸骨后间隙,对胸骨作局部截骨后整形沉降,并横向缝缩两侧肋软骨床。本术式术后胸壁易形成凹陷,故多数人认为将变形的肋软骨切断后再缝合在肋骨上为宜。

第三节　胸壁肿瘤

一、概要

胸壁肿瘤一般是指发生在胸壁深层组织,如肌肉、肋膜、血管、神经、骨膜及骨骼之肿瘤。

胸壁原发性的肿瘤病因尚不明确。过去认为与损伤有关,近年来经大量调查,此学说已被放弃,目前这方面的研究报告较少。

（一）分类

胸壁肿瘤的分类方法繁多,临床实用的分类方法如下:①原发性:良性与恶性;②继发性。继发性肿瘤几乎都是转移瘤,多半来自乳腺、肺、甲状腺、前列腺、子宫或肾等的转移或胸膜恶性肿瘤直接扩散而来。原发性胸壁肿瘤组织来源复杂,病理类型繁多,临床上大致分类见表4-1。

表 4-1 原发性胸壁肿瘤的分类

	良性	恶性
软组织肿瘤	脂肪瘤	脂肪肉瘤
	纤维瘤	纤维肉瘤
	神经纤维瘤	神经纤维肉瘤
	血管瘤	血管肉瘤
	淋巴管瘤	淋巴管肉瘤
	横纹肌瘤	横纹肌肉瘤
骨骼肿瘤	骨纤维结构发育不良	软骨肉瘤
	骨软骨瘤	骨肉瘤
	软骨瘤	Ewing's 肉瘤
	嗜酸性细胞肉芽肿	骨髓瘤
	骨囊肿	
	巨细胞瘤	
	动脉瘤样骨囊肿	
	骨母细胞瘤	

（二）症状与体征

胸壁肿瘤在早期可能没有明显的症状,有时在体检时才发现胸壁有肿块,症状的轻重与肿瘤的早晚、大小、发生的部位及病理类型有关。常见的症状是局部有疼痛和压痛,一般为持续性钝痛,如肿瘤累及肋间神经可出现肋间神经痛。晚期恶性肿瘤可有全身症状。如:消瘦、贫血、呼吸困难或胸腔积液等表现。

（三）诊断要点

(1)良性肿瘤病程长,缺少特异症状,少数有轻度胸部疼痛。恶性肿瘤早期症状也不明显。最常见的主诉是局部疼痛,压痛和胸壁包块。有持续局限性疼痛,并逐渐加重常提示恶性病变。生长快者多为恶性肿瘤。肿瘤压迫和侵犯周围组织、肋间神经、臂丛及交感神经时除有神经痛外,还会有肢体麻木,Horner 综合征中疼痛放射到上腹部等。

(2)体格检查时须注意肿瘤大小、生长速度、部位、表面情况、与周围组织关系及肿块数目等。肿瘤大于 5cm 者多为恶性,生长在胸骨的肿瘤几乎都为恶性,软骨瘤多发生在肋骨肋软骨交叉处。表面光滑,边界清楚,有一定程度活动度多为良性肿瘤。恶性肿瘤则边界模糊外形不规则或凹凸不平且常固定于胸壁而无移动性。多个肿块多为转移性。

(3)X线检查:胸部X线检查对胸壁肿瘤的诊断非常重要,如有明显的软组织肿块阴影并有骨质破坏者常是恶性肿瘤的表现。若有广泛骨质破坏又有放射状新骨形成则骨肉瘤可能性大。骨或软骨瘤常表现为肿块密度的普遍增高并有点片状骨质形成,但无骨质破坏。肋骨巨细胞瘤X线表现为皂泡样透亮区,骨皮质薄如蛋壳。

(4)CT检查:可以帮助鉴别瘤体的部位,大小、范围、囊性还是实性以及有无胸内脏器、纵隔转移等。

(5)实验室检查:尿本-周氏蛋白呈阳性者有助于肋骨骨髓瘤的诊断,血清碱性磷酸酶增高提示肿瘤为恶性且骨质广泛破坏。

(6)活组织检查:采用经皮胸壁活组织检查可以明确良、恶性肿瘤诊断(表4-2)。

表 4-2 胸壁肿瘤良、恶性的鉴别诊断

	良性	恶性
大小	多<5cm	多>5cm
生长速度	缓慢	较快
表面血管	正常	增多并扩张
表面温度	与周围差异不明显	较周围皮肤高
疼痛	轻	明显
肿瘤外形	边界清楚表面光滑,有完整包膜,稍有活动度	边界模糊、外形不规则、固定
X线片	软组织肿瘤很少侵袭肋骨	常伴有骨质侵蚀或转移征象
远处转移	无	晚期可有

(四)治疗

手术切除是治疗胸壁肿瘤的主要方法,仅有几种放射线敏感的恶性肿瘤,在不宜手术的情况下可考虑行放射治疗。如淋巴瘤、Ewing瘤、霍奇金病等。体积较大手术切除未能彻底的恶性肿瘤术后可配合放疗加化疗等综合治疗,争取提高外科治疗的效果。

1.手术要点

(1)切口选择依肿瘤所在位置及重建胸壁的方式决定。

(2)恶性肿瘤的切除范围,一般应超过肿瘤边缘5.0cm,上、下应包括正常的一段肋骨及其骨膜,还包括受侵的肌肉、软组织及区域的引流淋巴结。

（3）胸壁缺损较大需胸壁重建。掌握胸壁重建的技术是保证手术切除彻底的先决条件,胸壁缺损面积超过 6cm×6cm 大小需胸壁重建,不然术后可能会出现反常呼吸和呼吸困难。

2.自体组织重建法　①较小的缺损利用局部的肌肉、皮下组织覆盖缝合即可;②较低位也可利用附近的部分膈肌缝合固定。膈神经需钳夹使膈肌麻痹;③局部无可利用的软组织时,利用转移的胸大肌、背阔肌或腹直肌皮瓣;④转移阔筋膜片,虽取材容易,但缺乏硬度,目前已被人工材料所替代,已极少应用;⑤女性病人亦可利用乳房来修补缺损;⑥大网膜组织亦是重建的材料,且具备吸收和抗感染功能,但须要另开腹取材,在不能利用其他材料时可考虑用之。

3.人工合成材料重建法　理想的人工材料应具备:①有很好的支撑力;②组织相容性好;③能透过 X 线射线。应用人工材料可自由设计取材,不受大小限制,当自体组织不能满意利用时,选择用之。缺点:有异物反应,易感染,易松动、破裂及疼痛。鉴于此,目前对金属材料、合成纤维、硅橡胶等人工材料已渐弃用。目前认为效果较好的人工材料有:Marlex 网(用高密度聚乙烯线纺织而成,带有有机玻璃夹心片的网更为理想)、骨水泥及涤纶布。优点:具有很好抗张能力。取材、应用方便,组织相容性好,感染发生率低。另外,国内报道应用较多的是用有机玻璃,具有可塑型切割、灭菌方便,无致癌性,能透 X 线等优点。

利用生物材料行胸壁重建术中,一定要在各层材料间常规安置引流管,防止液体潴留,影响同组织间愈合,术后手术区适应加压包扎也是不可忽视的。

二、常见胸壁肿瘤的特点

（一）胸壁软组织肿瘤

1.脂肪瘤和脂肪肉瘤　脂肪瘤为胸壁常见的良性肿瘤,由成熟脂肪细胞组成,有完整的包膜,瘤内有纤维束间隔与皮肤、筋膜相粘连,好发于皮下,亦可见于肌肉间。通常症状不明显,巨大时亦可向胸腔内生长。

X 线片表现较正常软组织更为透亮的圆形阴影,特别是在切线位投照时更为清晰。

脂肪肉瘤属恶性肿瘤,主要由不成熟脂肪母细胞构成。来自胸壁深层脂肪组织或乳腺,多开始就为恶性,很少由脂肪瘤恶变而来。与脂肪瘤相比较,质稍硬,包膜不完整,多为分叶结节状,周围呈浸润性生长。切面有时在脂肪组织中有粘液性变和出血。转移途径以血行为主,易转移至纵隔、肺和肝。

手术切除是治疗脂肪瘤的主要方法。脂肪肉瘤对放疗化疗不敏感。手术中应彻底切除,防止复发。

2.纤维瘤与纤维肉瘤　　原发于胸壁深部筋膜,肌腱或骨膜比较少见,纤维瘤常有恶性变可能。纤维瘤常发生于皮下浅表组织中,质地较硬,大小不等,多与肌长轴固定,在横轴方面可活动。纤维瘤生长缓慢,疼痛不明显;纤维肉瘤多发生于深部,生长快,有剧痛,瘤体表面皮肤发热,浅表静脉扩张。切面呈均匀粉红色,致密的鱼肉状。晚期可发生转移,转移途径经血行和淋巴途径,临床以血行为主,转移率可高达25%。手术后局部复发率更为常见。可达30%～60%,故首次手术治疗的彻底性是治愈的关键,早期做根治性切除,部分病人可获治愈,对放疗及化疗均不敏感。

3.神经源性肿瘤与神经纤维肉瘤　　多见于后纵隔,亦可发生在胸壁上,沿肋间神经及其分支分布。常见有神经纤维瘤,神经鞘细胞瘤及神经节细胞瘤三种。发生在胸壁的肿瘤多为孤立圆形或椭圆形,有包膜,以神经纤维瘤多见。一般症状不明显,肿瘤增大压迫神经时可出现相应的症状。

X线片表现为向胸腔内突出的软组织肿块阴影,内缘清晰,外缘模糊,切线位片肿瘤基底紧贴胸壁,与胸壁成钝角。

多发性神经纤维瘤病可广泛发生在胸壁皮肤、纵隔及身体各部,为多发性结节状肿瘤,伴有皮肤色素沉着。

神经源性肿瘤为良性肿瘤,但有恶变成为神经纤维肉瘤的可能性,发生率约6%～10%,儿童可高达50%。多发生在30岁以后,生长较快,受累的神经支配范围感觉障碍及疼痛,晚期亦可发生转移。

对单个孤立的神经源性肿瘤,应手术切除;对多发性神经纤维瘤病,依具体情况而定,对瘤体较大并有压迫症状的肿瘤,可做选择性切除;对神经纤维肉瘤应早期做根治性切除。

4.血管瘤与血管肉瘤　　血管瘤多见于婴幼儿的头面部,亦可发生在胸背部,常随年龄而增长。分海绵状血管瘤和毛细血管海绵状血管瘤,毛细血管海绵状血管瘤是毛细血管和海绵血管瘤的混合体,海绵状血管瘤常见,皮肤外观正常,瘤体主要位于皮下,稍高起,亦可延伸到肋间及胸内等深层组织,位于皮下者比较局限,高出皮肤呈半球形,表面稍带青色,为大量充满血液的细小囊腔所构成,故触诊柔软似海绵,按之有囊性感,用手压之瘤体会缩小,减压后又复原,延伸到组织深层者一般检查不易判断,需借助其他特殊检查,如造影、CT、磁共振成像等。

血管肉瘤由成纤维结缔组织和血管组织同时生长的恶性肿瘤,主要发生在四肢、胸壁罕见,多发生在青年,开始为有弹性呈红蓝色的肿块,瘤内血管丰富,增长迅速,可向深部浸润,有时有血管搏动及杂音。疼痛不明显,易经血流转移至肺和骨骼,正确诊断需靠病理检查。

比较局限的血管瘤可手术切除,对病变广泛浸润到深层组织的血管瘤,以及血管肉瘤力争手术治疗,但往往手术出血多,切除困难,难以彻底,故恶性者预后不佳,当手术不能切除时可行放射治疗,对放射线治疗中度敏感。

(二)胸壁骨骼肿瘤

1.良性肿瘤

(1)骨纤维结构发育不良及骨化性纤维瘤:骨纤维结构不良又称为骨纤维异常增殖症,是肋骨常见的良性肿瘤,约占 20%～35%,好发于中、青年,常有外伤史。骨化性纤维瘤又称骨纤维瘤或纤维性骨瘤,亦属骨纤维性发育不良,是骨内纤维组织增生的改变,两者在临床和 X 线片表现十分相似,不易鉴别。多认为是同一种疾病,也有人认为骨化性纤维瘤是骨纤维结构不良的亚类,在组织形态学上两者有一定区别。前者的纤维性骨小梁一般不形成板状骨,小梁边缘无成排的骨母细胞,临床好发于肋骨;而后者的骨小梁周围则围着成排的骨母细胞,并有板状骨形成,临床好发于颌骨。

临床症状一般不明显,病变压迫肋间神经时可起胸疼不适。多发者常在同侧皮肤上有色素沉着及女性性早熟的内分泌功能障碍,称之为 Albright 综合征。

诊断主要靠 X 线片和病理检查。X 线片表现为肋骨病变处膨大,呈纺锤形或圆形,骨皮质薄,病变中心具有疏松的骨小梁结构,与恶性巨细胞瘤或肉瘤的鉴别有一定困难,需病理检查诊断。

手术切除病变的肋骨,可完全治愈;多发性的肋骨病变不宜全部切除,因此病的恶性变不常见,可选择切除疼痛明显的肋骨,可能会缓解疼痛。

(2)骨软骨瘤:为常见肋骨良性肿瘤。常见于青少年,多发生在肋骨、肋软骨的交界处或胸骨软骨部,生长缓慢,有恶性变可能。起源于骨皮质,由松质骨、软骨帽及纤维包膜组成,临床为无痛肿块,表面光滑或呈结节状,质地坚硬,可向内或向外生长。

X 线常见顶部为圆形或菜花状,境界锐利,带有长蒂或宽阔基底的肿块阴影,且有不规则的钙化软骨帽,瘤体内有松质及软骨,有不规则密度减低区,无骨膜反应。

治疗须做广泛切除,切除不彻底时易复发。

(3)软骨瘤:为常见的骨性肿瘤。好发于 20～40 岁的青壮年,生长缓慢,自觉症状不明显,瘤体结实,呈膨胀性生长,呈结节或分叶状,外有纤维包膜。亦常发生于肋骨、肋软骨交界处,有发生恶变成为软骨肉瘤的可能,临床不易与恶性软骨肉瘤相鉴别。当临床出现增长变快,疼痛明显,瘤内钙化减少,溶骨加快时常为恶性变的征兆。

X线片表现肿块内有软骨钙化,呈斑点状或呈环状,受累骨膨胀变形,骨皮质变薄,有些类似破骨细胞瘤改变,亦可有骨膜反应机化而骨皮质增厚者,90％以上肿块大于4cm,常呈分叶状,手术切除不彻底易复发,故应广泛切除。

(4)嗜酸性细胞肉芽肿:嗜酸性细胞肉芽肿不是骨骼真正的肿瘤,而是侵犯网状内皮系统的一系列疾病的一部分。病理特征为大量组织细胞增殖和嗜酸性白细胞浸润为特征的肉芽性病变。

临床多见于儿童和青少年,男多于女,好发于颅骨、肋骨及椎骨,局部有疼痛和压痛,血内嗜酸性细胞增加(4％～10％)。

X线片表现病灶位于骨骼腔,呈囊性变,向骨皮质扩张,甚至侵及软组织,骨皮质可呈溶解性缺损,可发生病理骨折。

本病预后好,少数病例可自愈,单发者肋骨切除后可获治愈,多发性者可放射治疗。

(5)骨囊肿:为肋骨单发囊肿,多见于男性青少年,是一种缓慢破坏性的骨瘤。一般无症状,少数人有局部疼痛及压痛,可发生病理性骨折。

X线片表现为肋骨呈不规则椭圆形的阴影,边缘整齐清楚,内部无钙化点,很少有新骨增生和骨质致密现象。手术切除效果良好。

(6)巨细胞瘤:发病年龄以20～40岁多见,常发生在四肢长骨、肋骨少见,发生在肋骨,多位于肋骨的后端。局部常有隐痛和压痛,起病缓慢。瘤始于骨髓腔,呈膨胀性生长,局部呈破坏性改变,常形成囊肿,并有出血。

X线片表现病变骨结构中出现皂泡样透亮区,骨皮质变得薄如蛋壳,骨性间隔亦较薄,不向软组织内蔓延,故看不到软组织肿胀,与动脉瘤样骨囊肿及骨纤维结构不良的鉴别较困难。

本病为良性,但可以发生恶变及远处转移,临床常作为低度恶性肿瘤处理,应做整块胸壁切除术。

(7)动脉瘤样骨囊肿:发病原因是某种原因引起局部循环障碍,病灶内动、静脉吻合沟通,静脉压升高,骨内大量血管扩张,充血,骨质受压,造成破坏。

临床表现同骨囊肿相似。X线片特征表现为肋骨呈吹气样囊性改变,囊腔间有间隔,形成多数囊腔。手术切除可获治愈。

(8)骨瘤:为少见的良性瘤,好发于面骨和下颌骨,亦可发生在肋骨。青少年多见,一般无症状,很少发生恶变,瘤体坚硬。全身骨骼发育成熟后,瘤体自行停止生长。

X线片表现为局限性骨性肿块,与正常骨组织区别不大,与骨板相连,边缘光滑或毛糙,密度均匀一致。

症状不明显者不需治疗,有压迫症状者做手术切除,效果良好。

(9)骨母细胞瘤:甚少见,本病孤立发生,亦可发生在肋骨。血管丰富,有骨及骨样组织形成,骨母细胞多。本病发展缓慢。

X线片表现瘤体与周围组织分界清晰,瘤外围部分常有增厚的骨外膜组织形成骨质增生,邻近的骨皮质有不同程度的膨胀,变薄,有时可能发生病理性骨折。因血管丰富,易发生出血灶而软化或有囊性改变。X线片易误诊为骨肉瘤。鉴别点是骨肉瘤有典型的肿瘤新骨、骨膜反应及软组织肿块影。

采用手术治疗。手术后有个别病例复发,故手术应完整切除。

2.恶性肿瘤

(1)软骨肉瘤:在胸壁恶性骨骼肿瘤中软骨肉瘤是常见的一种,约占 45%～60%。临床表现为软骨瘤相似。生长缓慢,多数人认识,一开始即是恶性,但也有认为是在良性软骨瘤的基础上恶变而成。软骨肉瘤常侵犯邻近组织,但极少向远处转移。

诊断仍以 X 线片为主要手段。X 线片和 CT 片的特征性改变是肋骨有破坏透亮的同时,半数以上伴有点状斑点状钙化灶,可有骨膜反应机化而致皮质增厚,90%以上肿块大于 4.0cm 常呈分叶状。

手术治疗是主要方法,手术切除不彻底易复发,故应彻底切除。术前设计好胸壁重建的材料。倘术后复发可再次切除,也有可获得长期存活。

(2)骨肉瘤:过去称为成骨肉瘤,不及软骨肉瘤常见,是一种比软骨肉瘤更为恶性的病变。约占胸壁恶性肿瘤的 15%左右,好发年龄在 11～30 岁。多发于四肢长骨,亦可发生在胸骨,瘤细胞可直接产生肿瘤骨质,多数骨肉瘤穿透骨皮质,侵犯邻近软组织,早期即可发生血行转移,最常见的转移到肺。

临床症状明显,主要为疼痛和肿胀,剧烈的疼痛有时难以忍受,夜间尤甚。如肿瘤侵袭脊椎或神经丛时,可有相应的脊髓受压及上肢神经痛症状。全身症状出现早,可消瘦、乏力、食欲减退、贫血、血沉快、白细胞增多及血清碱性磷酸酶增高等。可有"跳跃"病灶。

局部有肿胀、皮肤发热、变红、压痛明显,瘤体软硬不定。

X线的影像改变,取决于骨肉瘤的组织类型是何种成分为主,组织学上主要成分可以是纤维性、软骨性或骨性。可分三型：①溶骨型：以纤维性成分为主，表现骨小梁破坏消失，侵蚀穿破骨皮质，进入骨膜下继续生长，形成 Codman 三角，伴有软组织阴影；②成骨型：以骨性成分为主，表现呈广泛致密阴影，无骨小梁结构，无明显边界，可侵入软组织，伴明显的骨膜反应，从骨膜到肿瘤表面，有呈放射状排列的新生针状骨小梁；③混合性：介于二者之间，溶骨和成骨表现同时存在，骨膜反应明显。

治疗应尽早手术治疗，做胸壁广泛切除，胸壁重建，对放疗和化疗不敏感，预后不佳。

（3）Ewing's 肉瘤：骨髓内发生的一种由圆形细胞组成的肉瘤，亦称为"恶性小圆形细胞瘤"。多发生在较年轻的年龄组，有 2/3 发生在 20 岁以下，30 岁以上少见。多侵犯长骨，但侵犯肋骨也不少见。

临床症状有疼痛性肿块，增长迅速，伴有发热、血沉增快及贫血等症状，常易误诊为骨髓炎。

X 线表现常具诊断性，显示特征性"洋葱皮"样变化，是由于骨膜骨质增生形成层次结构所致。

此瘤恶性程度高，早期即有血行骨转移。特点是对放疗敏感，如经穿刺已确认，可采用以放疗为主的综合治疗。如手术中病理证实该病手术切除后仍需辅以化疗，尽管如此，预后仍不佳，5 年生存率仅为 3%～16%。

（4）骨髓瘤：骨髓瘤是一种来自骨髓内浆细胞的恶性肿瘤，亦称为浆细胞骨髓瘤，约占胸壁所有恶性肿瘤的 17%～25%。好发于头盖、肋骨、胸骨、脊椎及骨盆等，通常胸壁的病变仅是全身多发性骨髓瘤的一个部分。男性多见，男女之比约 2∶1。

浆细胞有产生球蛋白的功能，因此血清蛋白升高，白蛋白不变，白/球比值倒置，磷酸酶和血钙升高，尿本周蛋白阳性，异常蛋白尿致管型形成，肾功能受损，最后病人可死于尿毒症及肺炎。

X 线片表现为类似打孔性溶骨性病变，并有骨皮质变薄，偶有病理性骨折，多数表现为多发性骨髓瘤改变，孤立性病变有时不易与巨细胞瘤鉴别。

孤立性病变可采用手术切除，术后加用放疗和化疗；多发性病变手术切除仅是为了进一步肯定诊断，化疗是首选的方法。预后不佳，5 年生存率不足 5%。

（5）其他少见的恶性骨肿瘤：除以上 4 种外，尚有各种少见的恶性骨骼肿瘤，如霍奇金病，骨网织细胞肉瘤，恶性骨母细胞瘤，恶性嗜酸性细胞肉芽肿，恶性巨细胞瘤等等，临床诊断常常困难，诊断除依靠 X 线和 CT 片以外，活组织病理检查是其主要手段，单发局限的肿瘤均尽可能采取手术治疗。

（三）胸壁转移瘤

继发性胸壁肿瘤，几乎都是由其他部位的癌瘤转移而来，常见转移的来源为肺癌、甲状腺癌、乳腺癌、肾及肾上腺癌、前列腺癌、鼻咽癌等。当原发病灶不明确，胸壁肿瘤又为单发时则不易与原发性胸壁肿瘤相鉴别，往往术后才明确是转移癌。

治疗根据原发瘤的情况及身体其他部位是否有转移而定，一般采取对症治疗，如化疗和放疗。如原发瘤已被控制，某些单发的转移瘤仍可以考虑手术切除，但总的效果预后不佳。

第五章　纵隔疾病

第一节　胸腺瘤

一、胸腺的解剖

"胸腺"英文一词的起源有两种说法,其一是因胸腺外观似植物 thyme,其二是 thymus(胸腺)一词源于希腊文,意为中心、心脏,因为早期解剖学认为胸腺与心脏有关。

胸腺位于前纵隔,一般分为不对称的两叶,中间以峡部相连,呈"H"形状。借甲状腺胸腺韧带与甲状腺左、右两叶相连。下极平第 4～6 肋间水平,覆盖在心包和心底部大血管之上。

胸腺由纤维包膜覆盖,包膜延伸至胸腺内部,形成纤维组织间隔,把胸腺分成 0.5～2mm 大小的小叶,每个小叶由皮质及髓质构成,小叶周围部分是皮质,淋巴细胞密集;髓质位于小叶中央,色苍白,淋巴细胞少,髓质区与相邻小叶的髓质相连。胸腺有明显的年龄变化,新生儿及幼儿的胸腺相对较大,青春期后逐渐萎缩退化,被结缔组织代替。

二、病因

胸腺和人体其他器官一样,可发生良性或恶性肿瘤,最常见的是胸腺瘤,其他肿瘤或类肿瘤疾病还有:胸腺癌、胸腺囊肿、胸腺脂肪瘤、胸腺增生等。

胸腺瘤是一种少见的上皮性肿瘤,却是最常见的纵隔肿瘤之一,在我国年发病率为 0.17/10 万。胸腺瘤通常发生在前上纵隔,病程发展缓慢,常被称为"惰性"肿瘤。胸腺瘤发病率低、发展缓慢,且病理类型复杂,目前我们对其认识还有局限。胸腺瘤是一组来源于不同胸腺上皮细胞,具有独特临床病理特点和伴有多种胸肿瘤症状的疾病。所有胸腺瘤均起源于胸腺上皮细胞,但仅极少数胸腺瘤为单一胸腺上皮组成,绝大多数由胸腺上皮细胞和淋巴细胞混合组成。

三、临床表现

1.患者的人群特征　虽然各年龄段均可发生胸腺瘤,但绝大多数发生在成人,儿童极少见。

2.胸部症状及体征

(1)50%～60%的胸腺瘤患者无明显临床症状,多是在体检时偶然发现。

(2)随着肿瘤体积的增大和外侵,25%以上患者有瘤体侵犯或压迫邻近纵隔结构,引起不同程度的局部受累和压迫症状。

3.全身症状和体征　18%的胸腺瘤患者有消瘦、易疲劳、发热、盗汗等非特异性症状。恶性胸腺瘤仅约3%最终发生胸外远处转移,转移部位以骨骼系统最为常见,引起相关的转移症状。

4.胸腺瘤特征性的伴随疾病　胸腺疾病伴随症状是一组复杂的全身病症,可能与胸腺瘤并发的疾病多达30多种。最常见的4种伴发疾病分别为:①重症肌无力;②单纯红细胞再生障碍性贫血;③低免疫球蛋白血症;④胸腺外恶性肿瘤。

(1)重症肌无力(MG):30%～70%的胸腺瘤患者伴发重症肌无力,是最常见的伴随疾病。

(2)慢性获得性单纯红细胞再生障碍性贫血:5%胸腺瘤患者有纯红再障,虽然它和胸腺瘤确切关系尚不十分清楚,但大约有30%的患者在胸腺瘤摘除术后,贫血能完全缓解。

(3)低免疫球蛋白血症:Good首先报道胸腺瘤合并低免疫球蛋白血症,发现约有10%免疫球蛋白水平低下的患者合并胸腺瘤。

(4)胸腺外恶性肿瘤:Lewis总结了Mayo医学中心胸腺瘤患者的复诊资料,发现17%的胸腺瘤患者发生了其他器官的肿瘤。早期行胸腺切除术,可能有助于预防胸腺以外的肿瘤发生。

其他一些伴随疾病:T淋巴细胞增多症、淋巴细胞白血病、多发性骨髓瘤等、红细胞再生不良症、系统性红斑狼疮等。

四、病理组织分型和临床分期

虽然标准的后前位和侧位胸片是诊断大多数胸腺瘤最简单有效的检查方法,胸部CT是明确肿瘤位置、大小和浸润范围的重要手段。当影像学及临床表现高度怀疑胸腺瘤诊断时,国际上的共识是避免外科活检。如诊断存在疑问需要活检时,必须避免经胸膜腔途径的活检,否则存在胸膜腔种植可能。因侵袭性胸腺瘤的诊断非常依赖病理,获得标本后,需要进行准确的病理组织学分型和临床分期,这对于胸腺瘤的诊断、治疗和预后都具有重要价值。

1.胸腺瘤病理组织分型　虽然胸腺瘤是发生于胸腺上皮细胞的肿瘤,但只有4％的胸腺瘤纯粹是胸腺上皮细胞组成。绝大多数胸腺瘤都含上皮细胞和淋巴细胞两种成分。1961 年,Bemats 等根据肿瘤的细胞构成比将胸腺瘤分为 4 型,该法曾被广泛应用于临床。

此法存在三大弊端:①分型与肿瘤预后无明确相关性;②胸腺瘤是起源于胸腺上皮细胞的低度恶性肿瘤,根据肿瘤内淋巴细胞的多少进行分型,显然不符合肿瘤病理学原则;③在同一肿瘤标本中的不同区域,上皮细胞和淋巴细胞的比值差异很大,因而诊断中的主观性过大。

1985 年,Marino 等根据胸腺上皮细胞的形态,将胸腺瘤分为 3 种组织学类型。该分类方法公布后,越来越受到重视,逐渐为临床所接受。据 Ricci 等 1989 年的报道,大多数髓质型胸腺瘤属 Masaoka 临床病理Ⅰ期,而大多数皮质型胸腺瘤属Ⅱ期或Ⅲ期。1995 年 Wilkins 报道了麻省总医院的一组病例,其中髓质型和混合型胸腺瘤均属 Masaoka 临床病理Ⅰ期或Ⅱ期。尽管这些患者术后未接受任何辅助治疗,但没有 1 例肿瘤复发。1994 年 Quintarulla-Martinez 等认为 Marino 的分型是判断胸腺瘤预后的一个独立的指标,髓质型胸腺瘤预后比皮质型好。

2.胸腺瘤的临床病理分期　胸腺瘤的临床病理分期均基于 1978 年 Bergh 的分期,1981 年 Masaoka 改良为标准的临床分期系统,随后又经过多次的修订。

1978 年,Bergh 等根据胸腺瘤外侵程度,第一次将胸腺瘤分为 3 期,但该分期法过于简略。1981 年,Masaoka 等在 Bergh 分期基础上,将胸腺瘤分为 4 期。其中Ⅰ期为非浸润性胸腺瘤,ⅡA～Ⅳ期为浸润型胸腺瘤。

该分期强调以下 2 点:①虽然肉眼观察肿瘤可能在包膜内,但镜下所见已超出胸腺包膜,分期应该有区别;②将具有恶性行为的胸腺瘤进一步细化。该法被公认为最有价值的分期标准,被国内外学者广泛接受。

1995 年,D.cowen 等根据肿瘤手术切除的范围将胸腺瘤分为 4 期。D.cowen等认为外科手术方式是决定肿瘤预后的最重要因素,强调 Masaoka 分期中的Ⅲ期患者,只要能行肿瘤根治切除,其预后与Ⅱ期患者无明显差异。他们对 149 例胸腺瘤患者进行随访,完整切除、部分切除和单纯活检患者的 5 年生存率分别为89.0％、65.0％和 30.0％,差异有统计学意义。

为了使胸腺瘤的组织学分型能更好地与疾病的侵袭性及预后联系起来,1999年 WHO 制定了一种最新的胸腺上皮肿瘤分类法。WHO 在 Muller-Hermelink

分类法的基础上,根据上皮细胞形态及淋巴细胞与上皮细胞的比例,将胸腺瘤分为A型、B型、AB型和C型。根据上皮细胞成比例地增加和不典型肿瘤细胞的出现,又将B型肿瘤分成三种亚型:B_1型、B_2型、B_3型。

由于C型胸腺瘤不同于其他类型的胸腺瘤,2004年WHO工作组遵循1999年的分类原则,重新归类,删除C型胸腺瘤的命名,把其他缺乏器官样特征的恶性上皮性肿瘤(除生殖细胞肿瘤外)均列为胸腺癌。WHO分类为胸腺瘤的研究做出了巨大贡献,尤其是2004年修订以后的WHO分类,标准尺度更加明确,分类更加完善,是目前为止最为合理的胸腺瘤分类系统。但不可否认,该分类方法仍然存在很多问题,有学者认为所有类型胸腺瘤都有潜在恶性,因此该分类方法是否能反映胸腺瘤的良恶性还存在争议。结合当前实际情况,胸腺瘤分类方法的发展方向是:在简化的同时增加分类的严密性和临床的可重复性,尽可能综合更多的预后独立因素,以期有效地指导胸腺瘤的临床治疗。

五、治疗

1.外科治疗　胸腺瘤一经发现,应争取尽早手术治疗。外科手术切除是目前国内外公认的治疗胸腺瘤的首选治疗方法。胸腺瘤的手术适应证。

手术切除应坚持的原则有以下几条:①不论肿瘤瘤体大小及外侵的程度,原则上都要行胸腺切除以及所有肉眼可见病灶的切除。并发重症肌无力的患者需行扩大切除,包括纵隔胸膜、心包反折前和两侧膈神经前方的软组织、心膈角的脂肪组织,保证所有可能存在于脂肪组织的胸腺组织或异位胸腺一并清除。②尽可能切除所有受累结构,包括心包、纵隔胸膜、膈神经、肺、大血管等,但应避免双侧膈神经损伤。③注意检查胸膜腔内种植灶,存在则一并切除。

Pecarmona报道,Ⅰ期、Ⅱ期的淋巴细胞型胸腺瘤与Ⅰ期混合型胸腺瘤,有很好的预后,其术后5年生存率为100%,10～15年生存率为90%。Ⅰ期、Ⅱ期的上皮细胞型胸腺瘤,Ⅱ、Ⅲ期混合型胸腺瘤,其5年生存率为82%,10～15年生存率为75%。Ⅲ期与Ⅳ期上皮细胞型胸腺瘤,5年生存率也可达42%,10～15年生存率为27%,多数病例多在3年内死亡。

2.胸腺瘤的术后辅助放疗　胸腺瘤是一种对放射治疗敏感的肿瘤,放疗在胸腺瘤治疗中占有重要地位。在20世纪80年代,曾推荐各期胸腺瘤患者无论是否完全切除都应行术后放疗,而最近的研究主要集中在究竟哪期肿瘤或者哪种切除状态的患者可以从术后放疗中获益。目前的推荐是:Ⅰ期患者不建议进行术后放疗;Ⅱ期及以上患者,完全切除者(R_0),可行术后放疗减少复发。对不完全切除者,足量术后放疗(60Gy)是标准治疗。对于非 R_0 切除的胸腺癌和 R_2 切除的胸腺瘤，可考虑辅助放化疗。

3.术前新辅助放疗和不能手术胸腺瘤患者的放疗　对于局部进展无法切除的患者，新辅助化疗是标准治疗。新辅助化疗后评价仍无法切除则只能放化疗。

4.化疗在胸腺瘤治疗中的作用　从 20 世纪 80 年代开始，联合化疗开始应用于进展期胸腺瘤。目前 CAP 方案(环磷酰胺＋多柔比星＋顺铂)是胸腺瘤的推荐方案。其他方案包括 EP 方案(依托泊苷＋顺铂)、紫杉醇＋卡铂(胸腺癌推荐首选方案)、ADOC(顺铂＋多柔比星＋长春新碱＋环磷酰胺)等。

5.胸腺瘤复发和远处转移的处理　局部复发患者可考虑手术切除、放疗作为局部控制手段，同时使用化疗加强控制。远处转移者的主要治疗是化疗。

6.胸腺瘤的分子靶向治疗　与胸腺瘤相关的基因有表皮生长因子受体(EGFR)、人表皮生长因子受体 2(HER-2)、Kit、K-ras、Bcl-2、TP53、p161NK4A、血管内皮细胞生长因子(VEGF)和肿瘤侵袭因子等。此外，c-jun 和 AL050002(一种未知基因)的 mRNA 高表达与进展期胸腺瘤相关。近年来，虽然科学家们积极探索了胸腺瘤的分子通路，但临床研究结果大多令人失望，入组患者的数量也很少，且均为临床Ⅰ期和Ⅱ期研究，尚未对胸腺瘤的临床治疗策略产生任何影响。

综上所述，手术切除仍是胸腺瘤的首选治疗方法，肿瘤的组织分型、临床分期和完整性的手术切除是影响胸腺瘤预后的主要因素。术后放疗可以提高Ⅱ～Ⅳ期胸腺瘤患者的局部控制率。化疗对于胸腺瘤是有效的系统治疗。由于胸腺瘤患者有较好的长期生存率，但在治疗后很长一段时间后仍然可以出现局部复发和远处转移，因而长期随访仍然是个值得重视的问题。

第二节　重症肌无力

一、病因及发病机

人类发现重症肌无力(MG)这种临床现象要追溯到 340 年前，现代神经病学创始人之一的 Thomas Willis 于 1672 年用拉丁文最早描述了 MG 的临床症状：延髓肌与躯干肌无力，具有晨轻暮重现象，并称之为"假性麻痹"。此后对其认知停滞了200 多年。1877 年英国医生 Samuel Wilks 报道了第一篇以英文发表的重症肌无力文献："脑炎、癔症以及延髓性麻痹"，并认为是一种新的疾病。Erb 是最早将电刺激应用于疾病诊治的人,他在 1879 年描述了 3 个病例,认为是一种特殊类型的延髓性麻痹。波兰医生 Goldflam 将当时对 MG 的描述与认识作了详细总结。Goldflam 的这篇论文被认为是"重症肌无力认识史上最重要的论述"。因为 Erb 和 Goldflam 对该病首先做出完整详细的阐述,所以 MG 在历史上曾被命名为 Erb-Goldflam 症状综合征。Myastheniagravis 一词是 1895 年由德国医生 Friedrich Jolly 在柏林学会的一次会议中以"重症肌无力假性麻痹"为题描述了两个病例时首次提出的。myasthenia 源于希腊语中肌肉与无力的合成词,gravis 是拉丁语沉重、严重之意。该命名从此沿用至今。

当显微镜和电生理分别排除了神经和肌肉系统的病变后,伦敦 StAlfege 医院一位年轻的住院医师 Mary Walker"偶然"注意到 MG 的症状与筒箭毒中毒十分相似,并且详细报道了毒扁豆碱对一例 MG 患者的治疗效应。该药成功改善了患者的吞咽功能,并在肌无力危象时使患者挺过难关。这个病例报告发表在 1934 年的《柳叶刀》杂志上,该疗法被誉为"StAlfege 奇迹"。更重要的是,她在文章中首次提出 MG 发病部位可能是在运动终板,是"神经肌肉接头中毒"。

那么,产生"毒素"的元凶在哪里呢? 1901 年 6 月在德国巴伐利亚的巴登巴登举行的年度会议上,Laquer 描述了一例 55 岁女性 MG 病例的尸检报告,发现一个位于前纵隔的 5×5×3cm 大小的恶性淋巴瘤。这一发现开始将人们的注意力集中在 MG 与胸腺的关系上。某学者对大量的尸检进行分析,得出了 MG 患者普遍存在胸腺增生的结论。1960 年英国人 Miller 发现胸腺的功能是免疫调节。20 世纪 70 年代免疫学发展迅速,人们在血浆中分离出乙酰胆碱受体抗体,同时证明其来自胸腺组织。MG 终于被证实是一种自身免疫病,其病因及发病机制更加明晰,针对性治疗从此有了方向。

内科治疗 MG 围绕着两个方向发展,一个是对症治疗,即抗胆碱酯酶类药物。在 20 世纪 40 年代新斯的明的应用盛极一时,但其作用持续时间短,可能产生耐受性和胆碱能副作用。1945 年瑞士的 Goffmann-LaRoche 实验室 Urban 与 Schnider 首次合成了溴吡斯的明,由于其作用更平稳,毒性更弱,应用至今已成为内科一线用药。另一方向是免疫治疗,包括糖皮质激素、化疗免疫抑制剂、免疫抑制性生物制剂如环孢素、免疫球蛋白静脉注射,以及血浆置换等。

外科治疗 MG 的历史也十分悠久,1911 年一个"偶然"的事件开启了外科治疗 MG 的新篇章。苏黎世的 Ferdinard Sauerbruch 医生为一位 21 岁伴随甲亢的 MG 女患者施行了第一例经颈部切口的胸腺切除术。术后病理证实胸腺增生,而且 MG 症状得到改善。美国约翰霍普金斯大学心脏外科的先驱者 Alfred Blalock 于

1936年为一例19岁的全身型MG女孩施行了胸腺切除术,辅以新斯的明治疗,肌无力症状消失,而且疗效持续21年。受到鼓舞后Blalock开始了有计划地切除胸腺治疗MG的研究,并于1944年发表了一组20例病例的结果。这篇具有里程碑式的文献确立了外科治疗MG的地位。可能由于从事心外科的缘故,他采用的是胸骨正中劈开入路,此后被长期奉为胸腺切除手术入路的金标准。

此后手术入路有两个截然不同的发展方向,一个是追求最大化切除而不惜扩大切口,另一个则是千方百计缩小切口,减少手术创伤。外科医生陆续设计出了颈部切口、部分胸骨劈开切口、颈部+胸骨劈开的"T"形切口等。1993年波士顿的Sugarbaker医生第一次完成了胸腔镜下的胸腺切除术,该方法只需在一侧腋下切三个1～2cm的小切口。今天,这一入路逐渐被大多数胸外科医生所采用。近十年来,机器人辅助胸腔镜手术也屡见报道,取得了不错的结果。总的来说,外科治疗MG的手术范围(胸腺切除+前纵隔脂肪切除)近一个世纪以来变化不大,最大的变化是手术入路的微创化以及手术并发症的减少。

回顾人类对MG认识的历史,可以梳理出这样一条经典的线路,即先有临床发现并提出问题,再有细致的观察辅以逻辑思维分析,再借助基础医学和科技的发展,层层剥茧,最终达到对疾病认识和诊断治疗的目的。即便在医学高度发达,已进入分子时代的今天,诸如MG这样的古老疾病仍有很多有待澄清的问题,需要医学工作者不断努力探索。借助现代神经病学奠基人Charcot的一句名言作为对医学生的启示:"疾病是非常古老的,它本身从不曾改变,唯一改变的是我们,以及我们对于将未知转化为已知所做出的努力。"

二、临床表现的基本特点

(一)临床表现

从新生儿到老年的任何年龄均可发病。发病高峰有两个,第一个在20～30岁,女性为主,第二个在50～60岁左右,男性占多数,常合并胸腺瘤。多呈散发状态,家族史不明显。整个病程有波动,缓解与复发交替,病程迁延数年至终身。少数病例尤其是儿童可自然缓解。

MG的显著特点是肌无力呈每日波动性,下午或傍晚劳累后加重,晨起或休息后减轻,此种波动现象称之为"晨轻暮重"。全身骨骼肌均可受累,以眼外肌受累最为常见,其次是面部及咽喉肌以及四肢近端肌肉受累。首发症状常为眼外肌麻痹,如上睑下垂、斜视和复视。面部及咽喉肌受累时出现表情淡漠、咀嚼无力、饮水呛咳、吞咽困难、发音障碍等。累及胸锁乳突肌和斜方肌时则表现为颈软、抬头困难、耸肩无力。四肢肌肉受累以近端的肩胛、骨盆带肌为重,表现为抬臂、蹲起困难,而手及前臂肌肉不受影响,腱反射正常。呼吸肌(膈肌)受累往往会导致不良后果,出现严重的呼吸困难时称之为"危象",是 MG 患者最主要的致死原因。

除了肌无力症状以外,MG 还可以合并胸腺瘤,以及其他与自身免疫有关的疾病如甲状腺功能亢进、甲状腺功能减退、多发性硬化、系统性红斑狼疮、多发性肌炎、类风湿性关节炎等。

(二)危象

是指 MG 患者由于某种原因突然发生的病情急剧恶化,出现严重呼吸困难以致危及生命的危重现象。根据不同的原因,MG 危象通常分成 3 种类型:肌无力危象、胆碱能危象,以及反拗性危象。

1.肌无力危象　最为常见,大多是由于疾病本身的发展所致。也可因感染、过度疲劳、精神刺激、月经、分娩、手术、外伤或应用了对神经肌肉传导有阻滞作用的药物而诱发。常发生于Ⅲ型和Ⅳ型患者。临床表现为患者的肌无力症状突然加重,咽喉肌和呼吸肌极度无力,不能吞咽和咳痰,呼吸困难,常伴烦躁不安,大汗淋漓,甚至出现窒息症状。

2.胆碱能危象　见于长期服用较大剂量的胆碱酯酶抑制剂的患者。发生危象之前常先表现出明显的胆碱酯酶抑制剂的副作用,如恶心、呕吐、腹痛、腹泻、多汗、流泪、皮肤湿冷、口腔分泌物增多、肌束震颤以及情绪激动、焦虑等精神症状。

3.反拗性危象　胆碱酯酶抑制剂的剂量未变,但突然对该药失效而出现了严重的呼吸困难。常见于Ⅲ型 MG 或胸腺切除术后数天,也可因感染、电解质紊乱或其他不明原因所致。通常无胆碱能副作用表现。

三、诊断及评估标准

MG 的诊断目前仍以临床症状为主要依据,肌电图检查、新斯的明试验和血浆 AchR 抗体检测作为辅助手段。同时应对 MG 的病因进行检查,即常规进行胸部 CT 扫描以了解胸腺情况,特别是注意有无合并胸腺肿瘤。临床上 MG 主要需与继发于恶性肿瘤如小细胞肺癌的"肌无力综合征"或称"副瘤综合征"相鉴别。前者几乎都是以眼肌无力为首发或唯一症状,而后者主要以躯干和四肢肌无力为主,而眼肌却较少受累。另外,两者的肌电图也有特征性区别,前者经持续电刺激后肌肉收缩幅度逐渐递减,而后者反而上升。在胸部 CT 检查中,后者常常能够发现肺部阴影,对诊断常能提供帮助。

1958 年 Osserman 提出重症肌无力的临床分型,简便直观,以后他自己又作过多次改良。改良的 Osserman 分型将成人的重症肌无力分为五型,包括 Ⅰ型(眼肌型)、ⅡA 型(轻度全身型)、ⅡB 型(中度全身型)、Ⅲ型(急性重症型)、Ⅳ型(迟发重症型),及 Ⅴ型(肌萎缩型)。半个多世纪以来 Osser-man 分型已成为 MG 的国际分型标准,在临床上得到广泛采用,对 MG 的研究、治疗、预后判定都有重要意义。随着对 MG 认识的深入,人们也逐渐发现 Osserman 分型有不足之处,例如,严重程度被划分为轻、中、重三级,但缺乏量化指标,基本靠临床医生主观判断,不便于研究及交流。对此,美国重症肌无力协会(MGFA)在 2000 年推出了基于定量测试的临床分型与定量评分(QMG)系统,前者用于 MG 的临床分型,后者用于严重程度分级和治疗效果的量化评估。MGFA 分型使 MG 分型及对治疗的反应进入了量化评估的新时代,从此可以用现代医学中最重要的统计学方法对其病因、危险因素以及各种治疗方法的比较进行科学的研究。

但是,由于 MG 发病率低,患者异质性明显,病程迁延波动,甚至持续终身,因而很难实施前瞻性随机对照研究,所以至今仍无法完成外科胸腺切除与内科治疗的高级别的比较研究。医学统计学中最高级别的研究方法可能并不适于 MG 的研究,还有待开发新的评估标准。

四、手术指征与手术方式

(一)胸腺切除手术的指征和切除范围

胸腺切除的手术适应证包括:①MG 伴胸腺瘤;②不伴胸腺瘤的全身型 MG;③不伴胸腺瘤的单纯眼肌型 MG,采用药物治疗效果不佳或无法耐受药物副作用者。对于儿童则要严格掌握胸腺切除术的指征,由于胸腺切除后会使患儿终身丧失特异性免疫能力,细胞免疫反应严重障碍。另外,不伴有胸腺瘤的儿童患者有 20%～30% 的自然缓解率,所以只有在长期用药治疗不佳或病情进展迅速无法药物控制时才考虑手术切除。对于 Ⅰ型无瘤 MG,以往对于手术的必要性及效果存有争议,越来越多的文献显示其手术有效率与全身型相当。因为 80% 的 Ⅰ型患者最终会发展为全身型,而且从发病到接受手术时间的间隔越短,手术效果越好,故对该型也应积极采取手术治疗。

解剖学研究发现,异位胸腺组织可广泛分布于前纵隔、后纵隔、颈部气管旁甚至腹部,由此提出"胸腺扩大切除"的概念,即手术范围除包括胸腺切除以外,还应包括出现异位胸腺概率最高的双侧膈神经前方的前纵隔脂肪组织。故理论上讲完全清除异位胸腺组织是外科技术所达不到的,因而任何技术下的所谓扩大切除都是相对的。手术范围的无限扩大必然带来手术并发症的增多,这也可以部分解释目前报告的上述各种术式在手术效果上为什么没有明显差异的原因。

(二)手术方法

MGFA2000 年对 MG 手术入路进行了重新分类,概括为 4 大类共 7 种,已被各国广泛采用:

(1)T_{1a}:经颈胸腺切除基本术式(TC)。

(2)T_{1b}:经颈胸腺扩大切除术(TC)。

(3)T_{2a}:胸腔镜辅助胸腺切除标准术式(VAIT)。

(4)T_{2b}:胸腔镜辅助胸腺切除扩大切除术式(VATET)。

(5)T_{3a}:经胸骨胸腺切除标准术式(TS)。

(6)T_{3b}:经胸骨胸腺扩大切除术式(TS)。

(7)T_4:颈胸结合胸腺扩大切除术。

其中,经颈部切口胸腺切除术因手术视野狭小,操作不便,目前争议较大。经胸骨正中切开入路胸腺切除术是最为经典的术式,被认为是胸腺切除术的"金标准"。经胸腔镜胸腺扩大切除术因其突出的"微创"优势,近 20 年来受到广泛重视,大量文献证明其近期和远期疗效不劣于胸骨正中切口,正在成为 MG 手术的新标准。

1.胸骨正中劈开　全身麻醉,单腔管气管插管,取胸骨正中切口,切口上方起自胸骨颈静脉切迹,下至剑突。依次切开皮肤、皮下组织、胸骨骨膜,以胸骨锯纵行劈开胸骨,完整切除胸腺,清除前纵隔两侧膈神经前方的脂肪组织。该入路优点是显露清楚,操作直观易学,即使伴随侵袭性胸腺瘤也多能顺利完成。但缺点是,手术瘢痕明显,对外观影响大,轻症、女性患者难以接受;为闭合胸骨,需用钢丝永久固定,日后行 CT、MRI 等检查将受到一定影响;重症患者如需气管切开,有可能继发胸骨感染。

2.颈部切口手术　最初由 Cooper 首创,采用类似甲状腺的低领状切口,依次切开颈部软组织直至气管前。采用特殊的拉钩将胸骨柄向上提起,增大胸骨后间隙的空间。先自气管旁游离出双侧胸腺上级,细线结扎向头侧牵引,切断汇入无名静脉下缘的胸腺静脉,再逐渐深入纵隔切除胸腺。近年来引入腔镜技术作为辅助,便于深部结构的显露。优点是不开胸,对心肺功能影响小,尤其适合高龄心肺功能差的患者;缺点是不适合直径大于 3cm 的胸腺瘤。虽然 Cooper 报道的单中心试验显示与正中开胸效果相当,但是此入路对于双侧前纵隔脂肪组织清除的彻底性一直被学术界所质疑。

3.胸腔镜手术　经胸腔镜胸腺切除术只需在一侧胸壁上做 3 个直径 0.5~

1.5cm的小孔,切口隐蔽,经肋间进入一侧胸腔实施手术,不劈开胸骨,也不损伤肋骨,无需钢丝缝合,避免了胸骨正中劈开入路切口长、创伤大、瘢痕难看的缺点。经胸腔镜胸腺切除术的入路有经左胸、经右胸和经双侧胸腔入路,经典的是经右胸入路。由于采用了双腔气管插管全身麻醉,术中显露极佳。胸腔镜手术综合了正中切口的良好显露和颈部切口的微小创伤两方面优点,正受到越来越多的胸外科医生的认可。

Hsu 和 Zielinski 等报告了一种新的改良入路——经剑突下＋颈部切口的"最大化"胸腺切除术,实际上是对 Jaretzki 所创颈部＋胸骨正中切口入路的改良。优点是不开胸而且清扫范围大。但总体结果和经右侧胸腔的"经典"胸腔镜入路相比较并未显示更大优势。

4.机器人胸腔镜手术　手术入路与胸腔镜手术相似,在一侧胸壁做3～4个小切口。不同的是外科医生不直接接触患者,而是通过操作机器人进行手术。目前应用最成熟的是美国的达·芬奇系统,已是第四代。突出优点是拥有立体视角,操作精准,几乎不需助手辅助,学习曲线短。缺点也显而易见,即一次性耗材多,一次手术需加收人民币3万元左右,而且整个设备造价和维护费高昂,目前国内仅有少数中心购入并开展一些尝试性工作。

5.胸腺切除术各种式式的评价　Mulder 总结了 84 例 TS 切口手术结果,完全缓解率为 35.7%,改善率只有 57.7%。Cooper 等对一般情况差不能耐受开胸患者采用颈部切口(TC),创伤虽小,但不能切除＞3cm 的肿瘤,清除前纵隔脂肪十分困难。但令人惊奇的是完全缓解率高达 52.3%,改善率达 95.4%。Jaretzki 等不惜增加切口——胸骨正中＋颈部横切口(TS＋TC),称为"最大"切除,范围除前纵隔外还包括颈部气管前脂肪。但创伤大,而完全缓解率只有 37.9%,与其他术式相比并无显著优势。Mack 于 1996 年报告了 33 例 VATS 胸腺扩大切除术治疗 MG,完全缓解率为 18.2%,改善率为 87.9%。同时对文献进行了荟萃分析,发现与 TS、TC或 TS＋TC 组无统计学差异。近年来的单中心大宗病例胸腔镜胸腺切除的 CSR率已达 40%～50%,达到甚至超过了 TS 切口的数据,成为胸腺切除新的标准。

总之,外科胸腺切除手术切除了产生抗体的来源,属于病因治疗,各型 MG 均可从手术中获益。大量研究表明,从发病到手术之间的时间间隔越近,手术效果越好。虽然现有技术上无法达到定位及切除所有异位胸腺组织的目的,但外科治疗的效果是各种治疗方法中最好和最持久的。如何在手术创伤与效果之间找到新的平衡是临床上需要权衡的课题。胸腔镜胸腺切除术是近 20 年来外科技术的主要进步,从根本上改变了以往大切口的创伤,避免了难看的瘢痕,客观上促进了早期外科干预,使手术获益最大化。

五、麻醉和围术期处理原则

(一)术前准备

良好的术前准备是避免 MG 术后并发症尤其是各种危象发生的最重要因素。术前大剂量的胆碱酯酶抑制剂能增加胆碱能张力,出现呼吸道分泌物增多,导致术后咳痰困难,重者出现肺不张诱发呼吸衰竭;长时间服用糖皮质激素也会给患者带来非特异免疫力的下降,从而增加术后肺部或切口感染几率。

外科手术本身也是诱发肌无力或胆碱能危象的常见原因之一,因为手术尤其是传统的开胸手术往往给患者带来巨大的创伤和应激反应,使药物治疗在短期内几近失效。胸腺切除术后肌无力危象是最严重的并发症,其发生率为 14%～21%,病死率为 50%,常发生在术后 24～72h。近 20 年外科临床实践最大的进步是手术入路的微创化,伴随着术后疼痛的减轻,带来的是围术期并发症尤其是肌无力危象发生率的明显下降。

人们往往将抗胆碱酯酶药物看作救命良药,殊不知这种药物属于治标不治本,长期大量使用反而会降低乙酰胆碱受体敏感性,使其术后使用时的正作用降低,而拟胆碱能可引起气道分泌物增多的副作用增加,从而增加术后胆碱能危象的发生率。因此,对于 MGFA 分型中的 I 型或轻症 II A 型,术前未服或已停服抗胆碱酯酶药物,临床症状稳定的患者,可直接手术,不用术前"预防性"使用抗胆碱酯酶药物;II B 及以上型患者抗胆碱酯酶药物使用剂量往往较大,为避免术后脱机拔管困难或出现胆碱能危象,应尽量控制在溴吡斯的明 180mg/日以内。如症状波动或出现抗胆碱酯酶药物的副作用,则加用激素,方法为泼尼松 40mg/日,顿服或分两次,待症状好转后方可安全接受手术治疗。40mg/日的泼尼松用量不会增加胸腔镜手术切口的并发症,围术期也不用停药。严重病例往往累及呼吸肌群,尤其是膈肌功能的明显丧失,术后发生肌无力危象无法脱机的可能性极大。这种情况不适合立即手术,而应先采取内科手段控制症状,如免疫球蛋白冲击,或血浆置换,待症状明显缓解后再行手术治疗。

值得注意的是,仍有很多单位胸外科或麻醉科沿用老习惯于手术当天早晨口服一次溴吡斯的明,以为能改善患者的肌力,实际结果往往适得其反,没起到正作用反而导致气道分泌物的增加而致脱机困难。凡此细节均应引起注意。

(二)麻醉方法直接影响术后恢复进程

胸腺切除术需全身麻醉。MG 患者由于其自身的病理特点,麻醉也有其特殊性。随着麻醉技术与药物的发展,MG 手术的麻醉方法也在不断改进,目标是减少药物对神经肌肉接头传导的影响,提高术后拔管成功率,减少术后 ICU 时间及呼吸机相关并发症。

去极化肌松药琥珀胆碱被麻醉医生广泛应用于 MG 患者的胸腺切除手术中,曾经被认为是唯一可用于 MG 的肌松药。MG 患者如果术前使用胆碱酯酶抑制剂,则可使血浆胆碱酯酶活性大大降低,从而水解琥珀胆碱能力降低,琥珀胆碱的作用时间大大延长,增加拔管困难。这是琥珀胆碱用于 MG 患者缺陷之一。MG 患者神经肌肉接头的终板处 AchR 数量减少,导致神经肌肉传导受阻,对非去极化肌松药十分敏感,过去认为此类药物应视为禁忌。但由于具有不延长作用时间的优势,有文献报道适量应用还是安全的。

学者采用丙泊酚等静脉麻醉,通过术中监测麻醉深度,使用少量赛肌宁等非去极化肌松剂,同时于手术开始和结束前各使用一次短效激素甲泼尼龙 40mg,有利于患者肌力的迅速恢复,迅速拔除气管插管,减少呼吸机支持几率。

(三)术后处理

MG 是一个全身性疾病,手术切除的只是产生自身抗体的“源头”,而不能立即清除血液循环中的游离抗体(有研究表明,循环中的抗体需长达一年的时间才会被分解代谢),因此术后仍需使用一些药物治疗,但使用种类和剂量应适时做出调整。

1.治疗肌无力药物　Ⅰ型或ⅡA型术后可直接停用抗胆碱酯酶药物,48～72h 后待应激期结束时视病情可自半量开始使用。ⅡA及ⅡB型患者抗胆碱酯酶药物减半,3～5 日后如症状加重再逐渐恢复术前量,如术前使用激素则术后仍按原剂量给药。

2.止痛　多种常规镇痛药均可加重肌无力症状。胸腔镜手术由于切口小,无须损伤胸壁肌肉或骨组织,故切口疼痛明显减轻,留置胸管时间短(平均 2 天),故极少需使用止痛药物。如疼痛明显,则可给予布桂嗪肌注或口服,疗效肯定而且安全。

3.危象的预防　累及呼吸肌的中重度病例(ⅡB型及以上)术后危象的发生率明显高于轻症患者。除了常见的肌无力危象外,胆碱能危象甚至反拗危象也不鲜见,给治疗带来困难。前两者的鉴别比较容易,但有时由于临床医生经验不足或患者及家属的恐惧,采用加大抗胆碱酯酶药物用量的方法试图迅速改善症状,往往又诱发胆碱能危象使病情进一步复杂,患者陷入“痰多-咳痰-无力-痰多”的恶性循环,二次上机变得不可避免。危象重在预防,如前述所说进行充分的术前准备,精细的手术操作,减少创伤和疼痛,避免使用负性肌力药物,尤其严格控制术后抗胆碱酯酶药物用量,减少气道分泌物,是避免术后危象发生的重要举措。

4.危象的治疗　国内很多单位采用立即气管切开治疗危象,优点是便于呼吸道管理,方便吸痰和脱机训练。缺点是增加了新的手术创伤,增加了气道感染甚至胸骨不愈合的机会。学者的做法是积极气管插管,呼吸机完全控制呼吸(CMV 模式),使患者得到充分休息。为了迅速洗脱药物的影响,使胆碱酯酶受体得到休息,应坚决停用抗胆碱酯酶药物,不用再浪费时间去鉴别什么类型的危象。同时留置鼻胃管改善营养状况,维持水电平衡。这种做法又称为"干涸疗法"。一般呼吸机支持 72 小时左右开始脱机尝试,大多数患者会一次成功。无力症状仍较严重者,可按术前半量鼻饲抗胆碱酯酶药物。现代呼吸机治疗已十分成熟,随着低压套囊的普遍采用,呼吸机相关并发症发生率也明显下降,一般上机两周内是安全的,绝大多数患者会在此期间顺利脱机。如超过两周,则再做气管切开也不迟,此时第一次手术创伤也已基本恢复。

六、外科治疗重症肌无力的困惑与展望

虽然 MG 的病因及发病机制研究已十分清楚,手术切除方法也已逐渐成熟,但仅仅依靠手术还无法使所有患者完全缓解。人们试图通过血浆中乙酰胆碱受体抗体的滴度测定来估计病情轻重,或观察手术疗效,但被证明缺乏必然联系。人们也尝试通过扩大手术切除范围来提高疗效,最终发现效果不尽如人意,通常的假设是异位胸腺切除的不彻底。未来发展可能有赖于 PET/CT 通过发现糖代谢异常寻找肿瘤转移灶这样的特殊设备,来寻找异位胸腺,指导外科手术切除。今后很长一段时间内,治疗上仍将延续多学科治疗的模式,但距离达成类似恶性肿瘤 NCCN治疗指南这样的共识还需时日。

第三节　手汗症

一、概述

何谓手汗症? 它有什么临床表现? 它对人体有害吗? 这些问题曾长期不被人知晓,即使现阶段,教科书上也无从查找。其实古希腊医学先行者希波克拉底曾用hitroa 这个词表示"汗"的意思,此后翻译为拉丁文和英文时则用 sudamia。现在,这两个词还在专业领域内沿用,如汗腺活动称为 sudomotor,多汗症为 hyperhidrosis,手汗症则为 palmar hyperhidrosis。

早在 100 年前 Meachen 就提出治疗多汗症的三个目标:①找出原因并根治;

②限制或减缓多汗;③缓解多汗所致的合并症如继发性手掌皮炎等。遗憾的是,这三个目标似乎被忘记了。原因是长期以来人们缺乏对它的认识,即使患者自觉因汗缠身的困扰,也不认为这是一种病理状态而去求医。可如今只要网上一点击,"手汗症"便会铺天盖地跃入眼帘,更不可思议的是,手汗症居然和胸外科联系在一起,网上出现了无数个 QQ 群,Q 友们如此热烈地讨论微创手术治疗手汗症的利与弊,得与失,求治的患者日益增多。可以说"手汗症"之所以如此广泛地被人们所认识,而且心甘情愿地被胸外科医生在胸壁上戳"钥匙孔",除了归功于互联网外,还完全得益于现代医学高科技日新月异发展——电视胸腔镜的应用使得手汗症因微创手术获得治愈,且效果良好。可以肯定的是,目前胸腔镜下胸交感神经切断术(ETS)不仅是治疗手汗症唯一有效的手段,而且还是微创胸外科最典型、最便捷、最见效和最美容切口的微创手术,手汗症因此登上胸外科教科书大雅之堂,成为胸外科的病种家族中的新成员。

二、定义、发病率和发病机制

手汗症(PPH)是原发性局部性多汗症(PH 或 EH)的表现之一,是指体表外分泌腺过度分泌的功能性疾病,主要由人体交感神经过度兴奋所致。手汗症虽无明显器质性病因,有些患者却因手掌出汗量超出正常且伴随终身而烦恼一生。

有关多汗症发病率的报道目前仅见美国 2.8% 和以色列 1.2%。而有关手汗症发病率唯有我国独家报道福州市青年学生为 4.59%,其中重度仅为 0.12%,初始症状一般幼儿期开始至青春期加重,有家族史者占 15.3%。手汗症发病率与地域有关,以我国为例,东南沿海福建、广东、浙江和台湾多见,越是北方或内地越是少见。亚洲多发地则为东南亚。在欧洲却相反,以北欧的丹麦最多。我国幅员辽阔,人口众多,若以长江为界划分南北,或以沿海和内地之分,在全国范围内进行流行病学调查,其数据必将对国际学术界施以重要影响,意义十分重大。

手汗症的发病机制不明,国际上相关的基础研究文献几乎为零。已知病理显示手汗症患者汗腺结构无肥大,汗腺数目也不增多。多数学者认为手汗症是一种复杂的自主神经系统紊乱现象,并非是一种疾病。然而,自主神经系统紊乱是如何产生的? 究竟是全身性还是局部性? 大脑是否参与其中? 有人推测其发病机制与胸交感神经节兴奋性亢进密切相关。有学者曾采用电子显微镜将患者和对照组的交感神经节进行超微结构观察和对比研究,结果发现手汗症患者胸交感神经节有髓神经节前纤维数目增多和髓鞘明显增厚。似乎这两种病理改变使得交感神经传导较正常人为快,因而患者表现为短时间内手部大量出汗。

不仅如此,手汗症患者在胸交感神经节功能方面也有明显变化,即手汗症患者第2~4交感神经节中乙酰胆碱受体 α7 亚单位表达水平均明显增高,表明手汗症患者胸交感神经节兴奋性增强。

此外,我们还通过 SPECT 脑血流显影对手汗症患者手术前后的脑代谢和血流改变进行分析,探讨中枢神经对交感神经活动的控制及其影响,结果显示患者术前脑基底节血流灌注明显增多,术后 2 周明显下降,这种现象可能与神经反馈有关,即术后其效应器汗腺的分泌急剧下降并反馈至基底节等中枢,引起中枢活动下降。

上述研究仅是探讨其发病机制的冰山一角,其研究领域多而宽广,如基因或人种等是否与此也有关联?要真正揭示其发病机制的神秘面纱,有待于更广泛更深入的探索。

三、临床表现和手术适应证

(一)临床表现

临床表现常见多个部位同时出现多汗,以手掌、足底、腋窝最为常见,面部多汗少见。除少数单纯手掌多汗外,更为常见的组合有:手掌+足底、手掌+腋窝、手掌+足底+腋窝等三种。手掌多汗的临床表现非常奇特,手掌的多汗可以在毫无征兆的情况下突然发作,又突然消失,每次发作可持续 5~10 分钟或更长,每日发作次数不等,但在睡眠状态下几乎不发作,发作时常伴掌温低。发作程度分为轻度:手掌潮湿;中度:多汗时湿透一只手帕;重度:多汗时就如浸过水的掌面,严重影响患者的生活、工作和社交,产生躲避和焦虑的心态,甚至有自杀的倾向。

(二)手术适应证

究竟手术适应证如何把握,值得手术医生三思,并不是所有手汗症患者均需要手术,毕竟手汗症不是疾病,而是自主神经功能紊乱所致的一种病理状态。部分学者的经验只选择有强烈治疗愿望的中、重度患者施行 ETS,比如手掌汗滴如雨,不能正常与他人握手交往,不能自如工作和生活,对这种人手术的效果能帮助其脱离困扰,还他温暖干燥的双手。然而对那些有严重心动过缓、胸膜粘连等应视为相对禁忌证。对那些主诉过多,神情困惑,情绪多变的神经质者应作为绝对禁忌证。

四、手汗症的胸交感神经切断术治疗

(一)ETS 手术的演变历程

交感神经切断术的演变可以追溯到 18 世纪,当时对交感神经系统的解剖已完整认识,但对其生理功能尚不了解。1852 年 Claude Bernard 通过切断一侧交感神

经干的实验发现同侧脸部皮肤温度上升,血液循环加快。同年 Brown 刺激颈交感神经发现有收缩血管的功能。此后经长达 60 年的探索,于 1916 年 Gaskell 从解剖学和生理学上首次完整地阐述了自主神经系统及功能,为以后的交感神经手术应用于临床奠定了理论基础。

自 1889 年 Alexand 最早介绍施行交感神经切断术治疗癫痫以来,采用颈、胸上段交感神经切断术治疗各种疾病层出不穷,如突眼型甲状腺功能亢进症、青光眼、血管痉挛性疾病、硬皮病、心绞痛、肢体痉挛性瘫痪性高血压,不过,由于疗效不佳等原因,上述适应证逐渐被摒弃。而交感神经切断术治疗周围血管阻塞性疾病则持续了 40 年,最后发展为主流手术的仅剩:①手汗症;②雷诺氏病;③顽固性晚期胰腺癌疼痛。

交感神经切断术首次用于治疗手汗症见于 1920 年 Kotzareff 的报道,期间直到 1992 年 Landreneau 最早报道应用电视胸腔镜行 ETS 治疗手汗症整整经历四个阶段走了 70 年。

第一阶段为开胸手术阶段:最初设计的开胸路径是经肩胛间胸膜外切口切除部分肋骨,因术后疼痛难忍,有人改为经颈锁骨上径路,但手术需从颈部做深入解剖且暴露差,易损伤臂丛神经和并发 Horner 氏综合征,难以推广。之后,又有学者将手术路径改为前胸或改为腋下径路,但是,无论如何改良,均因开胸创伤过大未能普及,致使该技术一再停顿。

第二阶段为传统直视胸腔镜阶段:该阶段采用传统的直视(非电视)胸腔镜下切除所有上胸段神经节及神经干。这种方法最早由 Hugher 于 1942 年提出,2 年后 Goetz 和 Marr 首次将此技术应用于临床并获得成功。该阶段发展缓慢,前后共耗时 40 余年,主要原因为传统胸腔镜因其视野小,照明弱,定位差限制了这一技术的推广。

第三阶段为电视胸腔镜初期应用阶段:至 20 世纪末,随着影像摄影及光学技术的飞速发展,电视胸腔镜这一先进的技术很快应用于胸交感神经切断术治疗手汗症,手术取得良效,但很快暴露出缺陷:其手术方法是切除胸 2～胸 4 所有神经节及神经干,导致术后代偿性多汗(CH)的发生率高达 90%,给患者带来新的烦恼。由于出现大量的负面报道,这种"声名狼藉"的副作用引起我国台湾卫生当局的高度重视,曾一度禁止 ETS 手术,差点使 ETS 夭折于胎腹之中。

第四阶段是 ETS 提高和成熟阶段:这是 ETS 发展最活跃的时期,近 10 年来针对 CH 的发生,国内外不少学者经过多年的临床观察,不断改良术式,通过比较不同位置交感神经切断与 CH 的关系,探讨 CH 的发生机制,终于初步了解其原因是切除神经节范围过大,数目过多,神经干切断水平过高所致。于是,临床上出现各种不同术式,试图通过以下两种手段将 CH 控制在最佳状态:①逐步减少胸交感神经节切除数目和降低其位置,例如将原先 $T_2+T_3+T_4$ 缩减为 $T_2+T_3\rightarrow T_3+T_4$ 或单纯 T_2、T_3 或 T_4;②保留神经节,逐步减少胸交感神经干切断数目和降低其位置,例如将原先 $T_2+T_3+T_4$ 缩减为 $T_2+T_3\rightarrow T_3+T_4\rightarrow T_2$、$T_3$ 或 T_4。通过上述改良,CH 的发生率虽未得到完全控制,但是,重度 CH 发生率确实已降低到 3%～5%以下。目前上述名目繁多的术式和手术名称等已完全达成共识:保留神经节,单一切断 T_3 或 T_4。因各家描述胸 2 神经节精确解剖位置有差异,为明确神经干切断平面,标准的手术记录统一定位 R_3 或 R_4 切断,建议正确的英文名称为 sym-pathicotomy。

(二)手术操作及评价

1.手术操作(以二孔法为例)　选择双腔气管插管或单腔气管插管全身麻醉。患者仰卧 30°～45°,上臂外展,暴露双侧腋窝及侧胸壁。取腋下侧胸壁第 3 肋间(操作孔)和第 5 肋间(观测孔)＜1.0cm,切口用 5mm 0°或 30°胸腔镜进胸,于胸顶第 3 或第 4 肋骨小头外侧找到胸交感神经干予以电凝灼断之,并于肋骨表面向外延长烧灼 2～3cm,防止 Kuntz 束及交通支存在导致复发。鼓肺排气后缝合切口,不必留置胸管。术毕返病房,常规监护,次日出院。

2.对于"麻醉方法"、"切口"和"术式"选择的评价

(1)关于麻醉:由于 ETS 手术相当简捷,实践证明,一个有经验的医生从切开皮肤到缝合切口仅需数分钟便可完成 ETS,麻醉方法便有了多种选项,如:双腔插管、单腔插管、喉罩和面罩等通气全身麻醉,各单位可以根据实际经验和条件任意选择。据文献报道,临床多选择单腔气管插管较为安全,经验欠缺的麻醉医生应用双腔气管不太熟练可致气管损伤等并发症,而喉罩和面罩的应用需经验丰富、应变能力强的麻醉医生方能操作,如胃液反流误吸肺内可致严重呼吸道并发症。不提倡局部麻醉,因为患者在清醒状态下极度恐惧,还得忍受人工气胸所致的气喘胸闷,一旦术中出血等意外,对施救不利。

(2)关于切口:随着手术技术的成熟,手术并发症防治的成功,除手术的疗效外,迷你美容切口已成为年轻人高度追求的时尚,为满足这部分患者的需求,近年临床上已将切口的数目由最初的"三孔"或"二孔"减为近年的"单孔"。有学者报道的男或女的"经腋窝切口"和男的"经乳晕切口",巧妙地利用人体皮肤自然皱褶和色素沉着掩盖和隐藏切口,切口不做缝合,用强生胶水黏合。经临床数百例随访,这种切口隐蔽、安全、有效,未见明显瘢痕,美容效果极佳,确实使向往高品位患者

获得了极大的心理满足。也有人采用经肚脐——膈肌切口路径施行 ETS 获得成功,此法需先经腹腔二氧化碳充气鼓腹,而后烧灼穿过双侧膈肌到达胸腔,虽然思路新颖,却使手术变得复杂,手术时间大大延长,这种舍近求远的路径可能不利于推广。

(3)关于 R_3 和 R_4 的选择:目前,国内外多数文献对保留胸交感神经节仅单纯切断神经干的观点一致,但是,对于选择 R_3 或 R_4 切断却又各有喜好。两种术式都是手汗症治疗的有效方法,只是各有特点。T_3 切断手术后手掌更干一些,但代偿性多汗发生率会稍高一些,也稍严重一些;T_4 切断术后代偿性多汗的副作用明显减少,但有部分患者手掌会稍有潮湿,一般不会对生活工作造成影响,极个别患者效果不佳。为保证疗效和防止术后复发,有学者更愿意选择 R_3 切断;也有学者建议 R_4 切断,则主要是考虑要尽可能避免难以逆转的代偿性多汗这一副作用。至于干燥或潮湿并无明确截然标准,关键还是患者的主观感觉和耐受程度不一。因此术前与患者作充分沟通,使之理解或供其选择更为重要。在手汗症治疗的手术方式上,未来还值得进一步探索。

五、手术疗效和预防 CH 的对策

大量临床实践证明 ETS 能有效治疗手汗症,术毕手掌立即干燥温暖无汗,不仅其治愈率高达 98% 以上,而且部分腋汗和足汗也减轻或消失,几乎无严重并发症,术后当天或次日便可出院,且住院费用少,故 ETS 手术得到患者的青睐。然而,ETS 唯一不足之处是术后 CH,其发生率可以达到 50%~90%(含轻、中、重三度)。极个别重度患者因每日需多次更换内衣裤而后悔手术。因此,预防和降低术后 CH 发生率确实值得临床医生重视和研究解决。

CH 的发生机制仍不清楚,一般认为与机体热调节机制有关,某一部位出汗量少了,其他部位出汗必然会代偿性增多,也可以看作术后汗液重新分布现象。Lin 等认为,CH 可能与交感神经传入下丘脑的负反馈信息被阻断有关,保持完整的交感神经和下丘脑的负反馈是避免 CH 的基础。Cornelius 发现交感神经干从低位到高位不断有神经干加入上行直至星状神经节,切断水平越高,手术去交感的范围就越大,术后 CH 就越重,因此,降低交感神经切断位置和减少神经干切断数目是预防或降低 CH 的有效方法。

也有人试图行胸交感神经夹闭术(不作神经干切断)来降低 CH 的发生率,其理由是夹闭神经仍能保留一部分神经传导,对缓解躯体 CH 有一定作用,而且对无法忍受的患者可以再次胸腔镜手术取出钛夹,恢复神经传导,企图解除患者的痛苦。但实施再次手术是否能在胸腔镜下顺利完成？用什么工具取出钛夹而不损伤神经？是否增加切口或开胸手术？术后神经功能能否恢复？有人报道 1 例 18 天术后取出钛夹，2 个月神经功能仍未恢复，可见神经干夹闭术推广价值不大。

近年 Lee 提出实施胸交感神经交通支切断术来降低 CH 的发生率，并将 64 例 R_2 切断术和 83 例 R_3 交通支切断术作比较研究。结果两组 CH 发生率分别为 43.3% 和 15.3%。有趣的是交通支切断术使 CH 发生率降低了，但术后复发率却高达 30%。因此，胸交感神经交通支切断术也没有推广的价值。

中国手汗症微创治疗协作组于曾在国际上连续发表三篇重要的对照研究，一致认为保留神经节仅作 R_3 或 R_4 切断能有效降低 CH 发生率。这三篇前瞻性对照研究被美国胸外科医师协会及国际交感神经手术协会作为制定多汗症治疗专家共识的主要循证医学依据，因此中、美两国手汗症微创治疗专家共识均大力推荐保留 R_2 的限制性或选择性单一切断 R_3 或 R_4 术式，这是目前预防和降低代偿性多汗最为有效的方法和对策。

六、思考与展望

不言而喻，ETS 能有效治愈手汗症，却给人们留下甚多悬念。首先，它的发病机制仍深不可测，它归属哪一系统疾病，神经系统疾病抑或内分泌系统疾病？为何有较高的家族史？它是遗传性疾病吗？或许基因及其定位能破解这些疑问。其次，为何我国南方患者居多？沿海患者发病率高于内地？甚至同一省内发病率高低不一。近年，由中国手汗症微创治疗协作组组织的在全国范围内进行的流行病学调查已接近尾声，可望得出宝贵的相关数据，故而该领域大有文章可做。第三，我们对 ETS 治疗机制的了解尚比较肤浅，顾名思义，ETS 就是阻断胸交感神经冲动到达靶区使手掌不出汗，但对这一冲动从中枢经胸交感神经到达靶区是如何完成的？汗腺不再出汗是否有神经体液参与？或许人体内还有什么内在关联施加影响？更值得探讨的是，我们对代偿性多汗的发生机制仍一知半解，有人认为这可能是人体汗液重新分布现象，但是不同意此观点学者则提出，为何部分患者不发生 CH 呢？还有人认为"代偿性多汗"本身含义表达含糊不清，按此推理"代偿"就意味着到某阶段将会"失代偿"？果真如此，"失代偿"又会是什么表现？难道是旧病复发，手掌再次多汗？有学者认为转移性多汗似乎更为恰当。如果能收集一套完整的客观数据，建立 CH 预测指标，将会减少或杜绝 CH 的发生。

还有一点值得我们深思，手汗症多见于青少年群体，这个年龄段人体处于新陈代谢最旺盛阶段，交感神经处于亢奋状态不足为奇。随着年龄的增长，手汗症是否会自然消退？ETS 手术确实使多数患者受益，然而，对那些"代偿性多汗"的患者是否真的受益？因此，目前的手术适应证是否需要重新考量？有学者曾遇到一例盲人患者，7 年前术后转移性躯干部多汗"挥汗如雨"，而近年来双手多汗复发，所谓代偿性多汗已无影无踪，这奇特现象令人不得其解。

第六章　食管疾病

第一节　反流性食管炎

　　胃食管反流性食管疾病是最常见的有争议的疾患之一,原因不明,可能与其发病率增加有关;其治疗包括改变饮食习惯、减轻体重及间断地抗酸治疗。然而上述保守方法常常疗效甚微,而必须进行手术治疗(抗酸治疗)。在外科抗酸治疗的早期,抗酸治疗仅限于难治性溃疡和严重的纤维性狭窄的病例。近来,由于反流性食管炎患者使用 H_2-受体拮抗剂、质子泵抑制剂后,与酸-胃、蛋白酶有关的并发症已有下降趋势。但是,对其恶性并发症的研究,又使人们认识了胃食管反流性疾病与Barrett 食管的关系。因为食管癌为致命性疾病,Barrett 食管患者的症状不明显,因此应常规研究有明显反流症状患者的病史,建立有效的治疗。

　　抗酸手术的并发症妨碍了该手术的广泛开展,包括折叠手术后、与食管低压区—高压区有关的吞咽困难、胀气;以及较高的围手术期并发症的发生率及死亡率。更为有效的药物抗酸治疗限制了抗酸手术的开展,使抗酸手术仅限于那些药物治疗无效的并发反流性疾病的患者。近几十年以来,抗酸手术有了明显的进步,如较短的、较宽松的折叠术可减少抗酸术的并发症,大多数患者术后进食正常,无吞咽困难,食管内也无胃反流内容物。

　　反流性食管狭窄是下段食管括约肌功能不全,胃内酸性及碱性物质反流至食管,引起食管炎症的最终结果。以往用 X 线检查、食管镜检查、活检结果以及是否容易被扩张等评价、决定是否手术治疗反流性食管狭窄;一般认为,较难扩张的纤维性食管狭窄是不可逆狭窄,其治疗方法有食管切除、重建,或食管成形术,包括远端食管切除、胃食管吻合术、空肠间置术、结肠间置术、翻转胃管手术、狭窄切除后食管-食管吻合术加胃窦切除术、迷走神经切断术以及 Roux-en-Y 造口吻合术等。Hayward 首先提出用扩张加抗反流手术治疗反流性食管狭窄。手术前、后监测技术(如压力测定及 pH 值监测等)的进步促进了反流性食管狭窄的外科手术治疗的发展及手术效果的评定。在测定食管压力后，将 pH 探头置于远端食管高压区上方 5cm，长时间监测远段食管的 pH 值变化。过去用食管接触胃酸的标准记分（pH 值＜4 的时间百分率、反流的次数、反流时间长于 5 分钟的次数以及最长的持续反流时间）评价胃食管反流，而现在用 24 小时 pH 值监测评价胃食管反流，后者已成为诊断胃食管反流的可靠标准。

一、病因

(一)先天性疾病

食管下段括约肌缺如、括约肌发育延迟。

(二)后天性疾病

特发性反流（种族因素、饮食因素、肥胖症、精神紧张等）；食管裂孔疝；各种手术如食管下段和贲门括约肌切除术、Heller 手术、贲门失弛症术后、鼻胃管插管；硬皮症。

先天性疾病引起的食管反流多见于婴幼儿，特别是体质较差者。关于婴幼儿食管反流，已经有许多治疗成功的报道。需要指出的是，食管裂孔疝不一定是括约肌功能不全的原因，因为修复裂孔疝（如 Allison 手术），不一定能恢复括约肌的功能。

胃食管反流可导致食管狭窄，在有症状的胃食管反流的患者中，器质性狭窄占 10%～15%。

二、病理

胃食管反流所引起的胃食管变化，最初只是功能性改变。轻度反流时，肉眼观正常；也可能有"轻微"食管炎、即有肉眼可见的轻微病灶混杂在正常的食管黏膜的血管网中。因此，即使食管黏膜肉眼观正常，对怀疑有胃食管反流的患者，也应进行活检。

反流性食管炎可分为 3 级：

Ⅰ级：食管末端可见沿纵轴排列的线状红斑。

Ⅱ级：糜烂、易碎性增加，线状红斑融合，并向近端扩展。

Ⅲ级：狭窄形成。

在有些反流性食管炎患者，贲门部的柱状上皮逐渐替代已经脱落的鳞状上皮。因此，对这些病例，不应将粉红色的胃上皮错误地当作食管炎时的鳞状上皮。反流性食管炎具有周期性，若内镜检查时发现黏膜呈白色，则表明食管曾受过损害，且已经角化愈合。

在反流性食管炎,食管壁黏膜固有层有明显的细胞浸润、纤维化及水肿。但其表层鳞状上皮的外观可完全正常。反流等刺激可引起鳞状上皮退化,其溃疡面为基底层的多能未分化干细胞再上皮化,这些干细胞分化为柱状细胞、成为 Barrett 食管的黏膜。刺激也可导致基底细胞增生,血管乳头层增厚。然而,这些变化并无特异性,因为在贲门失弛症,也可出现这些变化。由于在内镜检查时所获取的标本,常常只是浅表层的组织,因而有时不能显示上述的组织变化。

三、临床表现

胃食管反流为一综合征,包括食管因暴露于胃内容物后所产生的症状和组织损伤,临床表现各异,可分为 3 类:①典型症状;②非典型症状;③并发症。抗酸手术的适应证与手术结果均与其分类有关。

典型症状:胃灼热和反流为胃食管反流的最常见的典型症状。胃灼热常为胸骨下段烧灼感可向上放射至胸部,多出现于餐后或体育运动如弯腰后,在有些患者,症状主要发生于夜间。每天都有胃灼热感的患者约占 10%,每月至少有 1 次胃灼热感的患者占 33%以上。主诉胃灼热的患者常有喉部酸性或苦性液体反流,多出现于餐后,以及患者夜间睡觉时发生反流,甚至睡觉咳嗽发生反流而惊醒。除胃灼热和反流外,吞咽困难也是胃食管反流患者的典型症状在反流性疾病的患者,若有并发症及狭窄形成,则可出现吞咽困难;巨大的裂孔疝或反流所致的食管蠕动功能不全均可导致食管节段性狭窄,即使无食管节段性狭窄,也可出现吞咽困难。在鉴别诊断时,应特别注意排除食管癌。

非典型症状:非典型症状包括胸痛、声嘶,以及肺部症状如哮喘、慢性咳嗽、吸入性肺炎等。其他极少见的非典型症状有持续逆呃、盗汗、牙釉质腐蚀等。约 50%的胃食管反流患者可有类似心绞痛的症状,而心脏检查阴性。pH 值监测表明,75%的患者食管酸度偏高,导致慢性声嘶或反流性喉炎。颈段食管的连续 pH 值监测有助于诊断。与胃食管反流有关的肺部症状包括吸入性肺炎反复发作、慢性咳嗽、以及更为常见的非过敏性哮喘等。近来有研究表明,20%的慢性咳嗽患者、80%的慢性哮喘患者有异常反流。

并发症:胃食管反流的并发症有食管溃疡和(或)狭窄,恶性并发症(Barrett 食管及食管腺癌)。内镜检查发现,Barrett 食管(下段食管为柱状上皮覆盖)的发生率约为 10%。

反流性食管炎所引起的狭窄可表现为急性梗阻或慢性梗阻。

急性梗阻:①有的患者无梗阻史,在突然出现梗阻前常常有胃食管反流史。咀嚼不全的导致食团停滞于食管内,突然出现严重的胸部不适。这种症状可以通过吐出食团而缓解(多半是患者用手指刺激咽喉部,引起恶心而吐出)。这种症状可频繁发作,也可从此不再出现。X线检查可发现食管下段环(Schatzki环),或发现食管有极轻微的狭窄,但均伴有反流。②还有的患者有梗阻史(吞咽困难或狭窄史)。在突然发生梗阻时,甚至连水也不能咽下。此外可出现类似于心肌梗死的疼痛。其诊断不难,只要吞小量的造影剂即可确诊。

慢性梗阻:患者有长达数年的吞咽困难病史。患者常有胃灼热感、胸痛、剑突下疼痛或消化不良等症状,只能缓慢进食,或只能进软食,但体重并不减轻。狭窄较短时,其症状也较少。若发展为器质性狭窄,则胃灼热感可能消失。

四、诊断

为了证实患者的症状是食管反流所致,并能成功地施行抗酸手术,对怀疑为胃食管反流的患者,必须进行详尽地评价。抗酸手术的目的是使症状能长期缓解、无手术并发症及手术所致的其他不适。在手术前应确定患者的症状为食管内胃液过多而必须手术治疗。若决定手术治疗,则必须选择适当的抗酸手术术式。为达到上述目的,必须对拟施行抗酸手术患者加以详尽地评价,包括:①胃食管反流为患者症状的基础病因;②估计疾病进展的危险性;③有无食管缩短;④了解食管体的功能,有时还应了解胃排空的情况。

胃食管反流的诊断依据:在过去,反流的病因诊断较为困难,所以抗酸手术仅用于严重的食管炎及有狭窄形成的病例。常规的诊断试验需要证实食管内有胃内容物。24小时连续pH值监测可判断患者症状的基础病因是否为胃食管反流,因此可作为其诊断的可靠标准。

胃食管反流进展的危险因素:24小时连续pH值监测、食管内有异常的十二指肠内容物以及食管运动功能检查均可作为诊断线索。患者食管内酸度增高,特别是夜间酸度增高时,其发展为复杂的反流性疾病的危险性也随之增高。因此重要的是研究食管内酸性反流的类型及严重程度。胃食管反流的并发症也与食管胆汁反流有关;在治疗胃食管反流时,也必须监测有无胆汁反流。在复杂的胃食管反流患者,常有下段食管括约肌阙如,以及食管体的功能受损。若患者有上述1项或1项以上危险因素,则应考虑尽早手术治疗。

短食管:获得性短食管与胃食管反流、溃疡性食管炎、消化性狭窄及食管裂孔疝等有关,并可导致抗酸手术失败及症状复发(复发率37%),因此在施行抗酸手术前,应该评价有无短食管。Altorki 报道在巨大的食管裂孔旁疝中,77%的患者的胃食管接合处位于纵隔。慢性食管炎可导致食管壁炎症和瘢痕形成,食管反复受损也可导致瘢痕及纤维形成,其结果引起食管缩短,腹腔内无张力食管段的长度减少或腹腔内没有无张力食管。标准的 Nissen 折叠术至少需要有 2cm 腹腔内无张力食管。若已经存在食管缩短,则不能完成适当的、无张力的抗反流手术,因此重要的是认识短食管的解剖。复发性裂孔疝为食管缩短的主要原因,也是折叠术失败的常见原因。电视 X 线透视食管造影与内镜结合的检查方法,有助于诊断食管缩短。当食管造影或内镜检查发现较大的食管裂孔疝时,可能有食管缩短或食管狭窄。可用内镜测定膈脚(让患者作吸气动作鉴别)和胃食管接合处(胃黏膜皱折消失部)之间的距离>3cm,对食管裂孔疝>5cm 或食管狭窄患者,尤其患者直立位电视透视疝内钡剂未能减少时,应警惕存在食管缩短。在正常情况下,食管上、下括约肌之间的平均长度为 20.4cm,其平均长度缩短 1~2cm,即应认为有食管缩短可能。

食管体功能:在对胃食管反流患者选择抗酸手术的术式时,需要评价患者的食管体的功能。全折叠手术后食管排空阻力增加,若患者食管蠕动功能差,则可引起吞咽困难。食管体功能与抗酸手术的疗效(如反流及吞咽困难的缓解程度、呼吸道症状的改善)有关。若食管无蠕动,或严重紊乱(同时收缩>50%),或 1 个或 1 个以上的下段食管收缩波<20mmHg,则应选择部分折叠术。

在出现狭窄时,应鉴别良性狭窄与恶性狭窄:

(一)排除癌肿

应根据病史、X 线表现、内镜检查所见以及组织学检查结果加以判断。

病史常可为诊断提供重要线索。癌性梗阻多发生于中年人,吞咽困难的病程短,无反流症状,而反流性食管狭窄患者有长期胃灼热感症状。良性狭窄一般具有以下 3 个特点:①饮酒时疼痛;②症状发作为间歇性;③食团梗阻。

X 线表现:在癌肿,近端食管黏膜膨出,不规则;反流性食管狭窄也可有黏膜膨出,故黏膜膨出不能作为癌肿的诊断依据。

内镜检查所见:内镜检查对癌肿的诊断具有价值。但是,若内镜不能通过狭窄,则不能观察到狭窄本身的病变。此时,应以探丝引导,用橄榄球或 celestin 扩张器轻柔地扩张狭窄,常可使细内镜通过狭窄,从而完成狭窄部的内镜检查。

组织学(或细胞学)检查:组织学检查结果是诊断的重要依据。即使找不到癌细胞,也不要轻易地排除癌肿,必须反复地进行活检和刷片检查,以免漏诊。

（二）有无反流

除了鉴别恶性狭窄和良性狭窄外，还必须弄清楚有无反流，并估计食管清除酸的能力。仅仅依靠 X 线检查和简单的 Tuttle 试验，还不能确切地证实有无反流。Bremner 对 460 例酸反流试验进行了多因素分析，比较了症状与下段食管括约肌压力（LESP）的关系，发现食管下段括约肌压力下降、Tuttle 试验阳性的患者中，酸反流试验阳性者占 93%。应用 24 小时 pH 值监测反流量，90.3% 的患者可得到确诊。

食管廓清酸试验可以评价食管在清除酸时的蠕动能力。若食管清除酸不良，则表明反流性食管炎已达晚期。由于标准的酸反流试验的假阳性率及假阴性率均较高，故其结果常令人失望；Tuttle 试验的假阴性率也较高，因此单采用某种试验还不能确定有无反流，必须同时采用上述几种方法才能确诊。24 小时食管 pH 值监测试验是诊断食管酸敏感性、胃食管接合处功能不全、食管廓清酸的能力的唯一方法，但是这种试验花费时间，且可引起患者不适。

（三）酸性反流还是碱性反流

酸性反流可引起严重的食管炎，然而实验表明，胆汁或十二指肠内容物反流所引起的食管炎则更为严重。给人和犬灌注盐酸溶液及盐酸与胆汁的混合液，并分别测定食管氢离子的渗透性，发现加入胆汁后，食管黏膜对氢离子的渗透性显著增加。因而可以认为，灌注盐酸与胆汁的混合液所引起的食管炎及溃疡，可能是胆汁增加了黏膜对氢离子渗透性所致。Sample 发现，鼠被灌注水杨酸后，胃黏膜出血的发生率为 29.7%，灌注水杨酸与胆汁的混合液后，胃黏膜出血的发生率上升至82.4%；单独给予胆酸，则未发现胃黏膜有出血损害。因而可以认为，在水杨酸引起的胃黏膜出血的发病机制中，某些胆酸可能起了某种作用。体外实验也表明，酸性反流性食管炎与碱性反流性食管炎的发病机制不同：在酸性环境中，胃蛋白酶和结合的胆盐可引起严重的损害；而在无酸环境中，则胰蛋白酶和未结合的胆盐所引起的损伤，其程度更为严重。因此，在诊断反流性食管炎时，应判断是酸性反流还是碱性反流。碱性反流有以下特点：有呕吐胆汁、反流史或恶心史；内镜检查可见食管内有胆汁；组织学改变：胃炎或食管炎；胃酸分析：酸分泌度低，胃液 pH 值>3或 4；胃内胆汁过多，测定前，夜晚禁食，经胃管灌入改良的 Camation 乳标准饮食10ml，1 小时后抽出胃液测定胆酸，>30μg/ml 为异常，而在胃大部切除患者，常>1000μg/ml；胃及食管 pH 值监测：胃内 pH 值>4，用碱性溶液冲洗后，胃内 pH 立即由酸性变为碱性。

(四)食管下段括约肌压力测定及蠕动的检查

下段食管括约肌压力与反流有密切的关系。括约肌压力下降可导致反流,但是在某些明显反流的病例,其下段食管括约肌压力正常或升高。所以,下段食管括约肌压力测定对反流性食管炎的诊断意义不大。胃食管反流时,下段食管括约肌及食管蠕动能力的改变是一种进行性改变。最初下段食管括约肌痉挛或反应亢进;当食管下段括约肌不能收缩、食管在受到反流物的刺激时,可引起食管本身发生痉挛。持续性反流可引起食管蠕动能力的丧失,食管也失去廓清酸性物质的能力。在反流性狭窄,只有扩张狭窄后,才能作压力测定、蠕动能力检查和酸反流试验。

五、手术适应证

由于抗酸手术的并发症发生率及死亡率较高,所以抗酸手术仅用于严重食管炎、食管狭窄患者,或药物治疗失败的患者。因此,在选择手术治疗胃食管反流患者时,必须根据其基本病因、预后的危险因素、有无食管缩短及食管体功能等几个方面加以考虑,选择手术术式。

六、治疗

反流性食管炎可导致食管狭窄,因此在作内镜检查时,根据内镜是否需要用扩张器扩张后才能通过狭窄,其狭窄又可分为"硬狭窄"和"软狭窄"。内镜或扩张器容易通过的狭窄为"软狭窄",这种狭窄多为持续性痉挛和(或)胶原结缔组织增生尚不成熟所致;若内镜或扩张器通过狭窄时有阻力,则这种狭窄为"硬狭窄",在扩张时必须十分小心。

对反流性食管炎所致的反流性狭窄,可采用非手术治疗或(和)手术治疗。

(一)非手术治疗

非手术治疗应包括检查,扩张、抗反流测定、定期内镜检查及定期细胞学检查。继发于反流的食管痉挛和食管运动失调均可引起吞咽困难,在有食管蹼的患者尤其如此。对轻度食管狭窄病例,早期可采用严格的抗反流方法治疗,并非所有病例都需要施行扩张治疗。扩张治疗适宜于持续性吞咽困难或不适宜做手术的良性食管狭窄的患者。由于 Barrett 食管具有恶性倾向,因而主张手术治疗,一项长期的病理学观察表明,Barrett 黏膜上皮发育不良是 Barrett 食管进展为腺癌的主要危险因素。如果活检未发现上皮发育不良,则其恶变率为每年 0.8%,因此,对那些内镜检查发现的溃疡,或活检发现的上皮发育不良的 Barrett 黏膜上皮的反流性狭窄的患者,特别是对仅为上皮发育不良的患者,可以采用间歇性扩张及药物治疗。

内镜检查可对食管炎的严重程度和范围进行评价,以往所采用的轻、中、重的分级方法不能客观地反映食管炎大体病理改变,因而近代内镜医师提出了许多内镜食管炎的分级法。如 Skinner 和 Belsey 的 4 级分类法:

1 级:远端食管黏膜红斑(食管胃鳞状柱状上皮交界模糊);

2 级:黏膜红斑伴浅表溃疡形成,典型病例为线形、纵行,纤维膜渗出物容易擦掉,擦掉后留下一出血面(常被错误地认为内镜损伤);

3 级:黏膜红斑并浅表性溃疡形成及其相应的食管壁纤维形成(可扩张组织);

4 级:广泛的溃疡,不可逆的食管壁纤维形成导致纤维管状狭窄(不可扩张的组织)。

又如 Savary-Monnier 提出 5 级分类:

1 级:一个黏膜皱折出现单个或多个糜烂(可为红斑性或被渗出物覆盖);

2 级:几个皱折内出现糜烂;糜烂可融合,但未形成环形糜烂;

3 级:多个环形糜烂;

4 级:溃疡,狭窄,或食管缩短;

5 级:Barrett 黏膜上皮:环形或岛状或条状柱状黏膜再上皮化。

在使用扩张器进行扩张治疗时,应防止食管穿孔;若已经发生穿孔,则必须根据穿孔的具体情况,迅速有效地加以处理。因此,所使用的扩张器在扩张前必须消毒。

新药研究的进展改变了以往的观念:选择扩张和严格的抗反流药物相结合的方法治疗反流性食管狭窄,而最新的抗胃食管反流药物,如质子泵抑制剂(奥美拉性,Omoprazole),与抗反流手术同样有效。已有少量报告报道 Omoprazole 可引起小肠肿瘤,所以有些国家限定该药只能连用 8 周。新的抗反流药物仅对部分胃食管反流患者有效,因此对那些顽固的食管炎、吞咽困难或耐药的患者,仍需手术治疗。

(二)手术治疗

由于手术切除的死亡率较高,而且不能控制反流,所以对反流性食管炎都倾向采用扩张加抗反流手术。

1.Nissen 手术　　Nissen 手术是一种最有效的控制反流的术式,术后 92% 的患者效果良好。但是如果围绕一周(360°),而围脖宽小于 5cm,则不能完全控制反流;部分围绕(即不围绕一周)需将胃壁缝至食管壁上,有时可能引起撕裂和穿孔等并发症。

Nissen 手术的术后并发症有持续的或反复发作的食管炎、撕裂、食管周围疝、腹部胀气、胃潴留、胃扩张、打嗝或呕吐、胃或食管穿孔、吞咽困难等。

2.食管延长术(Collis 胃成形术)　Nissen 手术治疗短食管疗效不佳,必须采用食管延长术加抗反流手术。对狭窄合并食管裂孔疝患者,必须经胸手术,才能充分游离食管。手术中,由于炎性食管组织较脆弱,分离时应避免过度用力,导致胃食管连接处撕裂。在作胃成形术时,先将 F54 号 Hurst-Maloney 扩张器经狭窄部置入胃小弯侧(女性),男性放置 F56 号 Hurst-Maloney 扩张器,紧贴扩张器,用直线切割缝合器完成胃成形术;完成胃成形术后,再作 Belsey 抗反流手术。第 1 排、3 个水平褥式缝线置于新的胃食管接合处以上 2cm 及胃壁;打结后,在第 1 排水平褥式缝线上方 2cm,放置 3 个水平褥式缝线,分别缝至胃壁及膈肌,打结、完成 Belsey 抗反流手术。至此,腹腔内远端食管共 4cm。

这种手术能有效地控制反流,手术效果良好率为 56%~100%,平均为 70%。胃管内的压力测定结果表明,未加作围绕术时,胃管内压力比胃内高 $3.6cmH_2O$,腹部加压时胃管内压力与胃内压力同时升高,出现反流;加作围绕术后,胃管内压力比胃内压力高 $13.1cmH_2O$,腹部加压后,胃管内压力升至 $23cmH_2O$。

3.Collis-Nissen 手术　Pearson 建议用标准的 Belsey 手术围绕新的远段食管(即胃成形术所形成的胃管)后,食管内 pH 监测结果表明,其抗反流效果并不十分令人满意,因为不可能使 Belsey 围脖部围绕新的食管 240°。为了更好地控制反流,Henderson 等提出使用 360°的 Nissen 围脖。

在手术前做内镜检查时,若认为狭窄部可以扩张,试行扩张可以通过 F40 号扩张探条,则可以采用扩张及胃成形-胃底折叠术治疗反流性食管炎。若不能通过 F40 号扩张探条,则应吞钡检查,确定是否用结肠代食管。

手术中,游离、切断 5~6 根胃短血管,游离胃大弯及胃底,使之能通过膈肌裂孔提入胸内。狭窄扩张至可通过 F56~F58 号扩张探条后,按 Collis 手术方法建成胃成形胃管。重建的胃管长 5~6cm,包含近端胃 3~4cm 和远端食管(即胃成形胃管-新的食管)3~4cm。胃成形胃管-新的食管及胃底折叠后均要求可以通过 F54~F56号扩张探条,以防止出现新食管狭窄和吞咽困难。胃底折叠的长约 6cm,其中胃壁部 3~4cm,从新的胃食管接合处至新的胃成形管限制在 3cm 以内。用 2~0 的丝线、间断缝合 4 针,每针相距 1cm,缝合时,缝针缝经胃底-胃成形管-胃底浆肌层,打结时的松紧度以胃成形管内可置入 F54 或 F56 号扩张探条为宜;打结后再用 4-0 线缝合浆肌层。缝合膈肌脚 2~3 针,打结后仅允许通过 1 手指。

95%以上的反流性食管狭窄适于扩张治疗;Stirlin 报道 Collis-Nissen 手术死

亡率极低(1.6％),食管漏的发生率为3％,59例术后患者随访43个月,88％无或仅有轻微的反流症状,8％的患者需要服用抗反流药物控制症状,4％无法控制症状。标准酸反流试验证实,术后1年50例患者中47例(94％)、术后2～5年29例中10例(34％)无酸性反流。

4.旁路手术和代食管手术　对于不能扩张、贲门失弛症所致的巨食管、有Barrett上皮严重吞咽困难、灼伤性狭窄,或严重粘连不能施行胃底折叠术的患者,应切除食管、重建食管。利用结肠、胃或空肠代替狭窄的食管,或者做狭窄食管的旁路手术,可取得良好的效果。这种手术的死亡率较高,为1％～15％;临床多采用结肠代食管,因为结肠具有较好的抗胆汁反流刺激的能力;空肠应用较少,因为在技术上难于取得足够长度的空肠段与上端食管吻合。在癌肿病例,多采用胃代食管。若估计患者可长期存活,则用胃代食管,不加做幽门成形术。因为幽门成形术后容易引起胆汁反流,导致胃炎和胃溃疡等严重并发症,且不易处理。小儿患反流性食管炎时,可采用翻转胃管代替食管;对成人,一般不采用胃管旁路手术,因为缝线太多,容易发生吻合口漏。

目前,在我国反流性食管炎开展的手术的病例尚少,可能与饮食结构、疗效极好的抗酸药物的使用以及医师对该病的认知程度等因素有关。近年来,我们间断地接诊到有胃灼热病史的、纤维食管镜证实诊断的反流性食管炎患者,并给予抗酸治疗。如何在各医疗单位建立反流性食管炎的抗酸手术常规,常规地开展抗酸手术,可能还需要一段时间。

第二节　食管狭窄

食管狭窄只是一个疾病实体,许多疾病的最后结果都能引起食管狭窄,如先天性气管食管遗迹,腐蚀性物品、异物及手术引起的食管损伤,念珠菌属、天疱疮和病毒等食管感染,消化液,食管远段鳞状柱状细胞接合处的中心性Schatzki环及中心性或偏心性近段食管蹼,血管或纵隔肿物压迫,均可造成食管狭窄。在有些国家或地区,如北美地区,胃食管反流所引起食管狭窄占90％;在我们接诊的临床病例中,多为食管化学烧伤、手术等引起的食管狭窄。

一、食管化学烧伤

(一)病因、病理特征及分期

引起食管化学烧伤的化学药品主要有三类:酸、碱和其他化学药品。在儿童多为误服,在成人,可为误服,也可为精神失常吞服或企图自杀吞服。

酸烧伤:约占食管化学烧伤的 23.5%。酸性腐蚀剂可导致蛋白凝固坏死,凝固后可阻止酸性物质穿透深层组织,因而病变较浅;酸腐蚀剂进入胃以后,不能被胃酸中和,可引起严重的胃烧伤。在严重的胃烧伤的患者,几乎并存有食管黏膜的穿透性损伤。我们接诊的极个别严重病例,整条食管黏膜烧伤、凝固、脱落后随粪便排出。

可引起食管烧伤的酸包括无机酸如硫酸、盐酸,以及家用含酸清洁剂如石炭酸、冰醋酸、甲酸、乙酸等。

碱烧伤:可引起食管烧伤的碱包括无机碱、碳酸钠、氨水及家用碱性洗涤剂。碱为食管烧伤的最常见的原因。有些地区家庭备有烧碱,溶解后无色,致使儿童当作饮料误服,导致食管烧伤。无机碱为强碱,极具腐蚀性,吞服后碱离子有吸水作用,吸取组织、细胞的水分,使细胞脱水死亡;碱离子可结合组织蛋白,形成碱-蛋白复合物,使蛋白质变性,同时从这种可溶性碱、蛋白复合物游离的碱离子又作用于周围组织的蛋白质、穿透深层组织,从而加重组织损伤;碱还可使脂肪皂化。因此,碱烧伤后,损伤呈进行性,组织坏死明显,常形成较深的溃疡。氨水是中等强度的碱,引起食管烧伤的机制与无机碱相似,同时,氨水易挥发,可引起呼吸道烧伤。

此外,还有一些化学用品如漂白粉、来苏水溶液等,误服后也可导致食管烧伤,但其烧伤程度较轻,一般不会引起食管狭窄。

误服化学腐蚀剂后,其食管烧伤的程度取决于化学腐蚀剂的类型、浓度、食管的解剖及有无呕吐等。2%的氢氧化钠可对食管黏膜产生严重腐蚀、蛋白溶解、脂肪皂化及组织脱水;浓度为 3.8%的氢氧化钠接触实验动物的食管黏膜 10s,即可导致食管黏膜、黏膜下层和肌纤维坏死;浓度达 10.7%的溶液则会穿透食管肌层。胃酸不能中和酸性腐蚀剂,因此引起胃烧伤、幽门梗阻。当化学腐蚀剂从食管进入胃时,引起呕吐,则化学腐蚀剂再次损伤食管,加重食管烧伤的程度。

误服化学腐蚀剂后,其烧伤的范围包括口、咽、喉、食管、胃,以及十二指肠。食管化学腐蚀剂烧伤可分为 3 度:

Ⅰ黏膜充血水肿,7~8d 内痊愈;

Ⅱ黏膜和肌层坏死、溃疡,3~6 周内肉芽组织增生,纤维组织替代正常的组织,后因瘢痕形成狭窄;

Ⅲ溃疡深达食管的周围组织,侵及纵隔、胸膜或腹膜,导致食管穿孔和纵隔炎、继发感染、休克或因毒素吸收、中毒死亡。

食管化学腐蚀剂烧伤后所引起的食管狭窄,发生于 1 个月以内的患者占 58%,

2 个月以内者累计达 80％,8 个月～1 年内达 100％。因此,手术治疗应等待至食管瘢痕较为稳定后进行,在一般情况下,平均为 6 个月;扩张治疗应在急性炎症、水肿消退后进行。

Marchand 总结了食管化学腐蚀性烧伤病理特征与其预后的关系,并将这种关系列为 4 级,评估食管狭窄的预后。

(二)食管烧伤的并发症

食管广泛烧伤后食管缩短,形成裂孔疝;下段食管括约肌关闭不全导致反流性食管炎,并可能导致 20～50 年以后形成反流性食管狭窄;食管烧伤后癌肿的发病率,特别是碱烧伤后食管癌的发病率明显高于其他的食管良性狭窄的癌肿发病率。在 2414 例食管癌患者中,63 例有碱腐蚀性食管烧伤病史,误服碱时的平均年龄为6.2 岁,发现、诊断食管癌的平均年龄,男性 38.7 岁,女 44.7 岁,而在无碱腐蚀性食管烧伤病史的患者,发现食管癌的平均年龄为 65～75 岁。碱烧伤后食管癌几乎均位于气管分叉,且均为鳞状细胞癌。

(三)临床表现

在食管烧伤后,不同时期有不同的临床表现。临床分期的目的在于:食管烧伤后,针对不同的临床分期,采用不同的指导治疗的原则。

1.急性期　误服化学腐蚀剂后 7d 以内为急性期。误服化学腐蚀剂后,口唇、口腔、咽部、胸骨后及上腹部剧烈疼痛,吞咽时症状加重,口腔分泌物增多,若患者不敢或不能吞咽,则出现唾液外溢。常有恶心、呕吐,呕吐物呈血性;大便可为柏油状。若烧伤波及呼吸道,则可出现咳嗽、声音嘶哑、呼吸困难,严重者发绀,甚至窒息。由于进食困难,患者可出现脱水、消瘦及营养不良。若吞服量大、浓度高,则可出现昏迷、虚脱、发热等中毒症状,或出现胃穿孔等弥漫性腹膜炎的症状和体征。若腐蚀剂内含有重金属成分,则还可有急性肾衰竭的临床表现,应在治疗急性肾衰竭的同时,尽快明确腐蚀剂的化学成分,以便及时采取相应的治疗措施如血液透析。

2.亚急性期　烧伤后第 8～20d 为亚急性期。此期内急性水肿、充血等炎性反应逐渐消退,症状减轻,吞咽功能恢复,患者的一般情况好转。

3.瘢痕形成期　此期内瘢痕开始形成的时间与烧伤的严重程度有关。在 Ⅱ 度食管烧伤,伤后第 3～第 6 周开始形成瘢痕;Ⅲ 度食管烧伤,从烧伤后第 2 周即开始形成瘢痕。患者再度出现吞咽困难,严重者完全不能进食;呼吸道烧伤者,可再次出现呼吸困难。瘢痕形成期可持续数月至数年不等。在食管烧伤后 6 个月瘢痕趋于稳定,狭窄部位和症状一般不再进展。因为进食困难,患者出现脱水、消瘦、贫血及营养不良。

（四）临床检查

1.X 线检查　X 线检查的目的是了解食管烧伤的范围和程度，狭窄的部位，食管的运动情况，以及烧伤是否波及食管的周围结构。

对食管烧伤患者，首先必须摄胸部平片和腹部平片，初步确定食管或胃有无穿孔，了解肺部及纵隔的情况。

早期食管造影不能准确地评估口咽部、食管及胃损害的严重程度，但是，可作为随访和评价治疗效果时的参考。食管造影可较早地发现消化道穿孔，有些作者主张在烧伤后 24h 内完成食管造影；但是，食管造影的阳性率低于食管镜检查，所以有的学者不主张在急性期进行食管造影，他们认为应在烧伤后 1 周、炎症消退以后进行食管造影，此时造影剂可顺利通过食管，较容易判断食管损伤的大致范围。

在进行食管造影时，应选择碘油造影剂或水溶性造影剂。食管烧伤的不同时期及不同的损伤程度，其 X 线的表现也不相同：

Ⅰ度：早期下段食管痉挛，造影剂通过缓慢，黏膜基本正常或轻度增粗、扭曲；后期造影则显示基本正常；

Ⅱ度：食管痉挛的范围较长，造影剂通过缓慢，黏膜增粗、扭曲、不规则，呈锯齿状或念珠状；后期则显示程度不同的狭窄；

Ⅲ度：食管严重痉挛，造影剂通过缓慢，黏膜破坏，管腔明显狭窄、缩小，呈鼠尾状。若合并食管穿孔，胃穿孔，则可见造影剂外溢。后期食管严重狭窄甚至出现食管闭锁征象。

因造影剂通过颈段食管较快，容易遗漏，所以在进行食管造影时，应予以特别注意。

2.食管镜检查　食管镜检查对判断预后及确定治疗具有重要意义。但是，食管镜检查是一种侵入性检查，可引起穿孔和其他并发症，因此，应使用合适的内镜、由有经验的内镜师进行检查，是一种安全、可靠、简便的诊断方法。若在食管烧伤后即刻进行食管镜检查，发现食管明显坏死或食管高度水肿、管腔完全阻塞，则应停止检查，48h 后再进行内镜检查。在亚急性期，有呼吸道梗阻，以及怀疑有胃肠穿孔者，禁忌内镜检查。

（五）治疗

1.早期治疗

(1)保持呼吸道通畅，维持循环功能及血流动力学稳定、维持水及电解质平衡；清洁创面，使用中和药物，弱酸(中和强碱)，弱减(中和强酸)，生理盐水、清水、牛奶以及 10％的 CO_2 气体吸入等；置入鼻胃管；使用抗生素和激素等。

（2）手术治疗：手术适应证：胃和（或）食管穿孔，鼻胃管不能置入胃内，或出现危及患者生命的并发症时切除食管、防止腐蚀波及气管，在急性腹膜炎时剖腹探查等；幽门梗阻需行胃造口术，进食或饮水困难需行空肠造口术以维持营养，可避免进食所引起的食管壁反复损伤。

由于各作者（特别是国外的作者）的经验不同，他们倾向于施行早期或紧急食管或胃切除手术。Horvath 报道对吞服盐酸、食管烧伤的患者施行全食管胃切除，经空肠造口进食，他认为手术可防止形成纵隔脓肿，防止腐蚀剂进一步腐蚀纵隔，若胃出现坏死，则在多数情况下会有严重的食管烧伤。Michel 报道 80 例化学性食管严重烧伤患者的治疗情况：20 例因坏死及穿孔施行全胃切除，其中手术在 12h 内进行者 12 例，在 1～20d 内 8 例。死亡病例尸检表明死亡与食管酸腐蚀无关。因此，对食管烧伤病例，应根据其病理及阶段性进展特性决定是否施行手术，以及施行何种手术。

手术原则：应以抢救患者的生命为目的，尽可能缩小手术范围，保护可能保存或保留的器官或组织，避免盲目切除胃或食管，尽可能采用引流术如腹腔引流、胃造口术，维持营养如空肠造口术。

（3）早期扩张：对食管烧伤患者，是否早期扩张尚有争议。化学腐蚀性食管烧伤后，无论是否早期扩张，后期均形成不同程度的食管狭窄，早期扩张不能阻止食管烧伤的病理变化过程，因为在食管烧伤，不可避免地存在食管黏膜损伤。部分患者在烧伤后 1 周左右被腐蚀的食管黏膜成条状呕出或随大便排出，食管肌层粘连形成所谓的食管自截，对此类患者早期扩张无效，应等待食管狭窄停止进展以后，施行代食管手术。

2.后期治疗　后期治疗是在炎症水肿消退、疼痛性吞咽困难缓解后，针对逐渐出现的食管狭窄、吞咽困难的一系列治疗。

（1）食管扩张术：Ⅰ～Ⅱ度食管烧伤在烧伤后 7～10d，Ⅱ度食管烧伤在烧伤后 3 周开始扩张，每周 1 次，6 周后改为每月 1 次，共扩张半年至 1 年。食管扩张术有数种方法，包括金属探条扩张、经内镜扩张、拉线扩张子扩张以及球囊扩张。

①金属探条扩张：在金属食管镜直视下，将金属探条送过狭窄区，留置数分钟后更换较粗的探条扩张。选择探条时应从细到粗、循序渐进，逐步扩张。在扩张时，应避免扩张出血。每次扩张以通过 3 根探条为限。过度扩张、出血，会因纤维组织形成而加重狭窄。

②纤维内镜下扩张：近年来，食管扩张多在纤维内镜直视下进行。扩张前进行

食管造影,明确狭窄部位及狭窄程度,内镜扩张时可进一步明确狭窄的性质及程度,有无严重不对称或扭曲成角,若有,则不宜扩张。每周扩张 1 次,扩张至吞咽困难症状完全消失、不再复发为止。

a.Key Med 金属橄榄扩张器或 Savary~Gilliard 锥形扩张器:内镜进入食管,窥见狭窄后,经活检孔插入导引钢丝,经 X 线证实导引钢丝的弹簧尖端进入胃内,撤出内镜并原位留置导引钢丝;将术前选择适宜的扩张器套在导引钢丝上,沿导引钢丝推向狭窄部位,重复通过 1~2 次后再用较大扩张器扩张。扩张后将扩张器与导引钢丝一同拔除。b.Pilling 汞橡胶扩张探条:口咽部表面麻醉,患者端坐,头后仰,探条从口正中线插入。插入时,嘱患者不断发出"啊"声,并作深呼吸,在患者深吸气时插入探条,若插至 60cm、无阻力感,则可上下移动探条数次,保留数分钟后再换较大号的探条扩张。每次增加的直径不宜超过 8~10Fr(2.4~3.0mm)。c.TTS Rigiflex水囊扩张器:内镜检查后,经活检孔插入水囊。插入前,在水囊表面涂硅油、抽尽囊内的水或气,并向一个方向折叠水囊。直视下将水囊送过狭窄,注水、加压至 $50cmH_2O$,保持数分钟,上下移动水囊数次,再保持数分钟。不同规格的水囊的直径不同,加压后可增至 1.2~1.8cm 不等,根据狭窄的程度选用。

③拉线、扩张子:本方法适用于狭窄较长的患者,同时需要进行永久性胃造口术(Janeway 胃造口术)。造口前 1d,让患者吞下一根粗丝线,从鼻腔引出,尾端固定于鼻翼旁,反复多次饮水,使线进入胃内。施行永久性胃造口术将线从造口的胃管中引出,并固定于腹壁。术后病情许可,即可开始扩张。扩张时,将小号扩张子系在粗丝线上,向上向下拉线,扩张子反复通过狭窄部位,每天 2~3 次。扩张子的直径增至 1.5cm 时,可延长扩张的间隔时间,即每周扩张 1 次,以后逐渐延长至 2~3 周扩张 1 次,直至无须扩张为止。

④球囊扩张:扩张前,让患者吞下导引钢丝,X 线监视、证实导引钢丝的头端进入胃内后,通过导引钢丝置入血管造影导管;拔除导引钢丝,又经造影导管插入支撑钢丝,X 线再次证实支撑钢丝头端位于胃内后,以此钢丝作引导,插入动脉扩张球囊,嘱患者吞服少量碘油,确定食管狭窄及球囊的部位(以胸椎作参照物),球囊送入狭窄部位后,注入造影剂加压扩张,X 线监视下可见球囊呈哑铃状,逐步扩张后球囊呈梭形,则表示食管狭窄已被扩张。

(2)激光治疗

①激光的特性:激光是一种新型的光源,由原子、分子处于高能级亚稳态的电子,在入射光子的诱发下,引起大量电子由高能级向低能级跃迁而产生大量的特征完全相同的光子。所以,激光一词意指受激后辐射所形成的放大的光。激光具有

普通光源的特性,同时又具有很好的高亮度、单色性、方向性以及相干性。

激光是一种非常密集和强有力的光源,一台功率较高的红宝石激光器所发的光,比太阳表面的亮度高 100 亿倍以上,又如一台 10mW 的 He-Ne 激光器所发的光,比太阳表面的亮度高数万倍。

已知诱发受激辐射的初始光子来源于自发辐射中沿着谐振腔轴线方向运动的光子,一旦受激辐射发生,经光学谐振腔放大后,其频率与初始管子的频率完全相同,因此,激光是非常纯净的单色光。波长范围小,即谱线宽度窄,单色性好。目前,医学领域所用的激光有:波长 10600nm、波长 1064nm,为近红外光,这两种激光均为不可见光。而 Ar^+(氩)激光的波长为 488nm(蓝色光)和 514nm(绿色光)。以上 3 种激光都是强激光,均可使组织坏死、凝固、汽化或碳化。但是,能通过单根石英光导纤维传导的激光只有 Nd:YAG(钕)激光,因为单根石英光导纤维仅能传导波长在 250~2500m 范围内的激光。现在已经研制出传导 CO_2 激光的光导纤维,但其长度有限。

激光光源的发散角小,为 3°~10°,从激光器发出的光几乎是一束平行光,方向性好。所以这种光束的定向瞄准效果极好,高度聚焦后,可以得到极小的光点。

光为电磁波,在其传播的过程中,在空间某一点相遇时,会产生叠加现象,波峰和波峰相遇时互相加强,波峰和波谷相遇时相互减弱,甚至抵消,这种现象称为光的干涉现象,或具有相干性。激光的单色性好,即波长相等,同一激光器发出的激光具有相对固定的相位差,使得激光的相干性非常好、激光器成为最好的相干光源。如运用连续 Ar^+(氩)激光全息技术,可以观察眼底几层组织的病变情况,玻璃体中的层状结构和微小颗粒等。

②生物学效应:激光的生物学效应有热效应、光化效应、刺激效应、压强效应和电磁效应等五种效应。

激光辐射到生物组织时,可出现吸收、反射、传导和扩散等四种现象。生物组织吸收照射的激光后才能产生生物学效应。各种激光的照射深度不同,如 CO_2 激光,仅在照射表面到 100μm 之间的浅层即被吸收;与 CO_2 激光不同,当 Nd:YAG(钕)激光照射组织时,反射较多、穿透较深、扩散较大;Ar^+(氩)激光介于两者之间。Ar^+(氩)激光穿透组织的深度仅为 Nd:YAG(钕)激光的 1/5,故临床应用 Ar^+(氩)激光几乎不会发生胃肠穿孔等并发症。由于人体组织的颜色与吸收率的关系表现为对补色光吸收较强,因此 Ar^+(氩)激光的蓝绿色光被红色组织大量吸收,因此,应用 Ar^+(氩)激光止血时,若有血液覆盖在出血血管之上,则影响止血效果。而 Nd:YAG(钕)激光的能量散射和吸收深度,在很大程度上受血红蛋白的影响,能穿透 3～5mm 的多数软组织;止血效果也优于 Ar^+(氩)激光。

③Nd:YAG(钕)激光治疗食管瘢痕性狭窄:仅适用于病变较为局限的患者。咽部局部麻醉。大多数医师采用非接触式光导纤维,功率 40～80W,根据不同的狭窄情况和光导纤维的远近调整功率。激光光纤距靶组织的切割距离小于 1cm,沿纵轴线往返切割及环行照射。辐射时间以 0.5～2s 为宜。冷却空气流量控制在20ml/s 以内,流量过高可导致大量空气进入胃内,造成急性胃扩张。照射后禁食24～48h,3d 后可以进食,但应注意不可暴饮暴食。一般病例需要治疗 4～6 次。

(3)微波治疗:微波是波长为 1mm～1m 范围内的电磁波,其频率为 300MHz～300GHz,所以又称超高频电磁波。利用微波的致热效应可以治疗食管化学性烧伤后的短痕狭窄,其效果肯定,经 1～2 次治疗多可获得迅速、持久的疗效。

在狭窄极为局限(<5mm)的患者,经内镜插入软同轴电缆馈线的针状单极子辐射器,以狭窄口的前、后、左、右壁作为电极刺入的靶目标,针状电极垂直插入狭窄腔内 2mm,调整输出功率为 50～60W,时间 5～10s,控制开关,见黏膜发白、逐渐变为棕黑色,立即拔出电极,或启动分离开关时拔出电极。

在狭窄较长的病例,可采用直径 2.2mm、顶端有 1cm 长的金属接触型微波辐射器进行治疗。对口径较小的良性瘢痕性狭窄,可采用盲插微波同轴导线,逆行微波组织凝固,即将胃镜视野对准狭窄口,插入微波同轴导线,缓慢送入狭窄口远端,到达远端后,由远至近每退出 1cm,通电 1 次,直至窥见接触辐射器退至狭窄口近端为止。若在插入微波同轴导线时遇到阻力,则应调整内镜的方向,在无阻力的情况下插入,其插入深度应根据食管造影的结果确定。一般选用 80～100mA,通电6～8s。

(4)记忆合金食管支架:目前有国产和进口产品两种记忆合金食管支架,用于治疗食管烧伤后的长度<10cm 的瘢痕狭窄。支架的结构、形状有多种:哑铃状、螺旋形,网格形,以及两端带抓钉的网格形记忆合金食管支架,还有带膜的记忆合金食管支架等。

螺旋形支架:用直径 0.5mm 的钛镍丝、特殊处理加工成具有记忆特性的螺旋、哑铃状支架,上端的口径为 23mm 或 17mm,下端口径为 17mm。

网格形支架:用直径 0.20mm 的单根钛镍丝编成,口径 18mm,有不同长度规格,30～120cm 不等。

每一种支架均配有相应的支架置入器,使用前应仔细阅读厂商提供的用多种语言书写的使用说明书。无论使用何种支架置入器,其置入的基本步骤都相似或相同:

首先送入一根引导导丝,其顶端柔软,不会引起穿孔,X线监视下顶端进入胃内后,经引导导丝送入一根造影导管,退出引导导丝;经造影导管重新送入一根支撑导丝,退出造影导管;经支撑导丝引导,送入动脉球囊扩张导管。嘱患者吞服一口碘油,以患者的胸椎作参照物、确定狭窄的部位及长度,此时将球囊送入狭窄部,球囊内加压注入碘油、扩张狭窄,估计扩张至支架置入器能顺利地通过狭窄后,退出球囊扩张导管,仍以支撑导丝引导,将装有记忆合金支架的支架置入器送入食管,当支架的中点(厂商在支架置入器上标有不透X线的标记)送入狭窄部中点后,可试放支架,在X线监视下调整支架的位置,确认支架释放后能完全扩张狭窄后,释放支架;支架置入器与支撑导丝一同退出。

良性狭窄多选用螺旋形支架,放置后2～6个月取出,取出时让患者吞服或经胃镜注入10℃以下的冷水,然后经胃镜取出。

(5)食管腔内硅胶管支架:这种食管内支架已经有成品,出售。其外形为管形,上端呈漏斗状,防止其下滑,下部较细外壁有倒齿状凸起,防止向上滑出。

置入方法有二:①顺向置入:经食管镜从上向下置入,胃切开后将支架管下端的细管引出、向下牵拉,使支架管定位于食管狭窄部;②逆向置入:支架管远端系上叉状橡皮片,近端系于胃造口拉出的鼻胃管,向上牵拉鼻胃管,将硅胶管拉入食管内;其上端拉出至咽部,鼻胃管固定于鼻孔外侧,叉状橡胶片留于胃腔内。硅胶管留置3周以上,可保持管腔通畅,促进上皮增生,防止黏膜粘连、狭窄形成。

后半卧位,空肠造口营养;使用抗生素、激素,以后逐步减量直至停用。3周后复查支架管位置。以后每4周～2个月复查1次。

颈段食管狭窄或颈段吻合口狭窄也可采用支架管,固定支架管的粗丝线穿过食管壁引出皮外,两端各系小块纱布固定,但支架管上端不能超过食管上口,否则会压迫声门或导致吸入性呼吸道感染。

(6)手术治疗:食管狭窄段过长或上述治疗失败后,可考虑手术治疗。手术的主要目的是替代食管,可用于替代食管的器官有胃、结肠或空肠。

①胃代食管术时,不宜作胃食管侧侧吻合,因为侧侧吻合容易引起食管炎症;最好切除食管狭窄段,施行胃食管端端吻合。

②结肠代食管术:Kelling及Vulliet首先报道结肠代食管以后,Lundblad用于治疗小儿化学性食管烧伤并获得成功。结肠具有系膜长、边缘血管伸展性较好、耐酸、可经胸骨前遂道提升至颈部等优点,因而广泛应用于临床。

③空肠代食管术:空肠的口径与食管相近似、蠕动活跃、有利于输送食物,也用于替代食管。但是,带蒂空肠代食管由于受血管弓的限制,只能替代下段食管。若

施行全食管替代术,则需要准备一段很长的空肠襻,将其提升至颈部极为困难,约有1/4的患者的肠管边缘血管弓太细而不能加以利用。离体、带血管蒂空肠替代全食管,需要手术显微镜才能完成手术。手术中准备空肠段时应注意:a.选择一段距屈氏韧带60cm以内、带有一个单独的大血管蒂的空肠;b.空肠段的不应过长,植入后应成一直线;c.顺蠕动;d.完成空肠咽或空肠食管吻合后吻合血管;e.在手术显微镜下剪除肠系膜血管的外膜;f.9-0无创缝线作血管端端吻合,先吻合静脉,再吻合动脉;g.用透明硅胶膜覆盖切口,以便观察空肠段的血运是否良好。

术后按显微外科常规抗凝治疗,包括低分子右旋糖酐、丹参注射液、潘生丁片、阿司匹林片等;胃肠减压引流7d;严密观察移植的空肠段血运,若有坏死,应立即扩创引流、或立即取出坏死肠段。

二、消化性或反流性狭窄

消化液反复损伤食管黏膜,导致食管上皮破坏、溃疡形成;在炎症和水肿的固有层之上反复形成再生的上皮皮岛。在严重病例,炎症和纤维化可破坏黏膜肌层,并扩展至黏膜下层,导致胶原沉着、环行肌层狭窄。若纵行肌出现纤维形成和炎症,则引起食管缩短。当食管狭窄并有食管黏膜被柱状上皮覆盖时,则在鳞状-柱状上皮接合处形成狭窄,狭窄的近端为鳞状上皮,远端为柱状上皮。狭窄部由结缔组织及肉芽组织构成,黏膜肌层可见严重的炎性细胞浸润。若形成穿透性溃疡,则多发生于鳞状上皮与柱状上皮接合处,或发生于柱状上皮覆盖的短食管(Barret溃疡)。此时,食管壁全层增厚,类似于消化性胃溃疡,通常可见食管周围组织炎。即使在食管肌层完整的慢性浅表性食管炎,也有食管周围纤维化的改变。

食管蹼为正常鳞状上皮食管、无炎症表现的薄层的中心性或偏心性狭窄,多发生于近段食管。

Schatzki环则位于远段食管的鳞状。柱状上皮接合处,同心性狭窄可使食管胃通过受阻。环上为正常的鳞状上皮,环下为正常的胃上皮,Schatzki环由黏膜下结缔组织和慢性炎性细胞组成。在一般情况下,Schatzki环伴发食管裂孔疝,但是,尚无证据说明该环与反流有关。

临床检查若出现食管狭窄,则应进行食管X线和食管镜检查,排除食管癌。

治疗食管狭窄的治疗包括扩张、扩张加标准抗反流手术、成形术以及食管切除加重建手术。

(一)扩张

扩张仅能解决吞咽、进食,并不能解除消化性狭窄的基础病因。对较紧较长的狭窄,开始只能用导丝引导的 Savary-Gilliard 扩张探子扩张较为安全。球囊扩张适用于不规则、较紧的狭窄。当食管的管腔足够大以后,可改用 Maloney 扩张探子扩张。对早期和高危患者,扩张的同时使用抗反流药物,以期获得较好的效果。对反流所致的狭窄,均应准备采用手术的方法去解除这种狭窄。

(二)扩张后标准抗反流手术(Nissen 手术)

扩张后再手术的目的是解除吞咽困难、预防反流引起的再次损害。由于食管周围炎和食管缩短,难于完成全胃底折叠术,即使广泛游离食管,包括游离主动脉弓下及胃食管接合处的食管,也难使膈下食管达 4～5cm,因而不能在无张力的情况下完成手术,因为很难估计食管壁受损的范围以及食管缩短的程度,据报道手术的失败率为 37%。而部分 Belsey 折叠术也不是理想的抗反流手术。

(三)成形术

Thal 手术,即胸内胃底折叠术加狭窄成形术,手术包括纵行切开狭窄部、横行缝合,并用加缝中厚层皮片的胃底浆膜加宽,其后,完成部分胃底折叠,术后仍有反流及复发性食管炎;狭窄切开、补片加全胃底折叠术后的手术长期优良率可达 84%。Maher 以为,这种手术的良好率及优良率可达 82%。

(四)胃成形食管延长术

即 Collis 手术,可分为胃成形、部分胃底折叠术和胃成形、全胃底折叠术。

(五)食管切除术、胃代食管、小肠代食管或结肠代食管手术

其中食管切除、结肠代食管手术的术后优良率为 77%,良好率 16%,7% 的患者手术效果差,死亡率 4.9%,结肠坏死率 8%。

(六)减酸及胆汁分流术

这种手术用于那些可治疗的狭窄病例,特别是抗反流手术反复失败的患者,减酸和控制胆汁分流手术(RouxenY 术或 Hedey 顺蠕动空肠间置术)有助于减轻食管黏膜损害程度,因为酸反流和胆汁反流的共同作用可造成最严重的食管黏膜损害。也还有人推荐 Nissen 术。同时,有报道显示,质子泵抑制剂 Omeprazole(20mg,Bid),服用 6～10 周;Pamntoprazole(40mg,Bid),服用 4 周后,具有明显的抗酸及抗碱反流的效果。此外,氢氧化铝(含抗酸剂)(30ml,Qid)、消胆胺(Cholestyamine,1.0g,Qid)和西沙比利(Cisapride,20mg,Qid)也可减轻碱性反流症状。

三、手术后吻合口狭窄

吻合口狭窄的主要原因有缝针过多、过密,黏膜对合差,止血不严密和张力过高;使用机械吻合器后的吻合口狭窄可能与选择吻合器的口径过小有关,如在成人

使用 25mm 口径的吻合器,有一定的术后吻合口狭窄发生率。

手术后吻合口狭窄的治疗在于预防。若发生术后吻合口狭窄,这种狭窄多为局限性环形狭窄,早期可采用扩张术。6 周以后扩张无效者,则考虑手术治疗。一般可用纵切横缝法处理。术中注意不应广泛解剖,暴露食管前壁即可,不能切断狭窄区,切开前壁后,先在后壁纵切横缝,然后横缝前壁,要求黏膜完整对合。

胸内吻合口狭窄也可采用纵切横缝法处理。将胃上提,与食管作侧侧吻合,新的吻合口应靠近狭窄口的上方,以减少食物潴留及感染的机会。

第三节　食管良性肿瘤

一、概述

食管良性肿瘤较为少见,仅占食管肿瘤的 10% 以下。Moersch 等统计在主诉有吞咽困难的 11000 患者中,仅发现食管良性肿瘤 15 例。Plachta 对连续 19982 例 50 岁以上的病例进行尸检发现如例患有食管良性肿瘤,约占 0.5%。

(一)分型

食管良性肿瘤按其组织来源可分为三型:①壁内型:肿瘤发生于食管肌层,无蒂,最常见的是平滑肌瘤;②腔内型:肿瘤多有蒂,其中以息肉最为多见,其次为乳头状瘤、脂肪瘤、纤维瘤、黏液瘤等;③黏膜下型:血管瘤、淋巴管瘤和粒性成肌细胞瘤。

按组织学分类可分为:

1.上皮细胞型　乳头状瘤,息肉,腺瘤,囊肿。

2.非上皮细胞型

(1)肌性:平滑肌瘤,纤维肌瘤,脂肪肌瘤,纤维瘤。

(2)脉管性:血管瘤,淋巴管瘤。

(3)间叶组织及其他:网状内皮瘤,脂肪瘤,黏液纤维瘤,神经纤维瘤,骨软骨瘤。

3.异位组织　胃黏膜,成黑色素细胞,皮脂腺,粒性成肌细胞,胰腺组织,甲状腺结节。

(二)临床表现

食管良性肿瘤患者绝大多数无明显的临床症状。其症状和体征与肿瘤的解剖部位、大小和肿瘤生长的速度有关。

　　腔内型肿瘤可以因肿瘤的大小不同而出现不同程度的吞咽困难、呕吐和消瘦。部分患者有咳嗽、胸骨后压迫感,或上消化道出血。部分食管息肉患者,因息肉蒂较长,呕吐时肿物可呕至口中,甚至出现呕出物堵塞气道,造成呼吸道急性梗阻,突发窒息,严重病例导致缺氧性心跳停止。小的壁内型肿瘤多无症状,或出现不同程度的吞咽困难和胸骨后疼痛。巨大食管黏膜下良性肿瘤可致食管腔梗阻,吞咽困难,食管血管瘤患者可发生出血,甚至大出血而危及生命。

（三）检查与诊断

　　对可疑食管良性肿瘤病例,不论有无症状,均应行 X 线检查和内镜检查,其 X 线表现主要特征有:①钡餐检查时,钡柱到达肿瘤上缘,可稍有停滞,随即偏流或分流而下虽有管腔狭窄,但因肿瘤对侧及其附近食管壁柔软仍保持舒缩功能,很少出现完全性梗阻。②钡充盈食管时,显示肿瘤边缘光滑锐利的充盈缺损,多呈圆形、卵圆形或分叶状,与正常管壁界限清楚,两者间常成锐角,即所谓锐角征或环形征。此征应与纵隔肿瘤压迫食管所造成的 X 线征相鉴别。后者压迹边缘光滑,其上、下缘与正常食管的夹角不成锐角,相应部位纵隔内软组织影的直径大于食管压迹的直径,结合食管内外肿瘤的其他特征,两者鉴别并不困难。③肿瘤区域黏膜完整,纵形皱襞伸展变平而不甚清晰,其附近的黏膜皱襞正常。④在食管轮廓外,常可见与充盈缺损范围一致的软组织块影。此点有助于与食管外肿物鉴别。若诊断仍难以确定,不能排除诸如动脉瘤或血管畸形时,则可加作血管造影或纵隔充气造影、纵隔 CT 和磁共振(MRI)检查。X 线检查仅能获知肿瘤的部位、范围,与周围组织的关系,不能确定其病理类型。

　　内镜检查:大多数需要做食管镜检查。内镜检查可以发现腔内型肿瘤的外表结构、蒂及其附着部位;也可见食管黏膜下肿瘤的表面黏膜色泽,此外还应观察:①肿瘤表面黏膜是否光滑完整;②肿瘤突向管腔的程度;③管腔明显狭窄时,内镜是否可顺利通过狭窄部位,有无阻塞感;④肿瘤是否可以活动。

　　对于壁内型病变,尤其是可疑食管平滑肌瘤时,不宜经正常黏膜取活检,因为活检不仅不能获得合适的活检标本,而且还可造成黏膜下组织的感染或炎性反应而影响以后的治疗。特别是食管平滑肌瘤,如在食管镜检查时活检,则会导致手术困难。食管良性肿瘤应与食管癌、肠源性囊肿、食管重复畸形、异常血管环、动脉瘤、纵隔肿瘤相鉴别。

（四）治疗

　　除对成人的一些小而无症状的壁内型食管良性肿瘤可予以严密观察外,其他较大的肿瘤均应手术切除。若在观察期间肿瘤迅速增大并出现症状,则应尽早手术治疗。因食管良性肿瘤一般不需要施行食管切除术,所以手术死亡率较低,手术效果确切。

手术途径及方法取决于肿瘤的部位和食管受累的范围。

1.腔内型肿瘤　极少数腔内型食管肿瘤可经内镜下摘除。经内镜肿瘤摘除的适应证为肿瘤小而且内镜可以安全地处理瘤蒂的腔内型食管良性肿瘤。如果肿瘤较大,经内镜处理瘤蒂困难,则要根据瘤蒂的起始部位选择颈部切口或刻胸切口手术摘除肿瘤。手术原则是从纵隔中游离食管,在瘤蒂起始部的对侧食管壁上做一纵形切口进入食管腔,此切口应足够大,以便从管腔内游离及牵出肿瘤,并能安全结扎瘤蒂后切除肿瘤。肿瘤切除后,逐层缝合食管。小的腔内型肿瘤一般不需要施行食管切除术。

2.壁内型和黏膜下型肿瘤　经剖胸切口手术摘除。若肿瘤位置较高,估计经颈部切口可摘除肿瘤,应尽可能选用颈部切口摘除肿瘤。在游离出病变食管后,纵形切开肿瘤表面的肌纤维,用锐性加钝性分离的方法解剖出肿瘤并切除之。术中若一旦损伤食管黏膜,则应用细丝线间断缝合食管黏膜,修复黏膜并充气检查黏膜无漏气后,细丝线间断缝合食管肌层。如肿瘤瘤体较大,病变范围较广,切除肿瘤后食管缺损处无法修复,则应选择食管切除,用胃或结肠重建食管。

二、食管平滑肌瘤

食管平滑肌瘤是一种较少见的疾病,据 Seremetis 收集的 180222 例尸检材料中,仅发现食管平滑肌瘤 161 例,占 0.89‰。与食管癌之比为 1:(127~233),实际发病率可能高于文献统计数字。食管平滑肌瘤为最常见的食管良性肿瘤,占食管良性肿瘤的 50%~80%。占整个消化道平滑肌瘤的 5%~10%。第二届中国食管良性疾病专题研讨会收集文献 35 篇,共报告食管平滑肌瘤 522 例。发病率远远高于食管乳头状瘤、腺瘤、息肉、纤维瘤、血管瘤等良性肿瘤。食管平滑肌瘤发生在食管胸下段者占 50%,胸中段者 40%,胸上段者低于 10%,在颈段者非常罕见。这种现象可能与食管各段的平滑肌含量多少有关。本病男性发病多于女性,约为 4.5:12,发病年龄 12~80 岁,平均 44 岁;以 30~50 岁之间最多,年龄最小者 2 岁零 4个月。

(一)病理

肿瘤多为单发,多发性食管平滑肌瘤为 2.4%~4%,有多达 14 个者。已有文献报道,肿瘤大小不一,肿瘤直径多为 5~10cm,10cm 以上的巨大食管平滑肌瘤少见。直径最小者 1mm,最大者 35cm,其重量最轻者 0.25g,最重者达 5000g。99%

的肿瘤位于食管壁内,其余或呈息肉样向腔内生长,或向纵隔内生长。

肿瘤表面光滑,包膜完整,形态不一,一般为圆形或椭圆形实质性肿瘤,也可呈螺旋形、马蹄形、哑铃形、姜块形或不规则形,少数病例呈环形,环绕食管腔生长引起管腔阻塞。肿瘤切面呈灰白色或淡黄色,为实质性,质地均匀,有时可见灶性出血、液化、坏死、囊性变和钙化等。镜下所见:主要由分化较好的平滑肌细胞组成,瘤细胞呈囊状互相交错或游涡状、栅栏状排列。细胞间可混有数量不等的纤维组织,毛细血管网和极少量的神经纤维。瘤细胞呈长梭形,胞质丰富,红染,细胞边界清楚,有纵形肌纤维,脑核呈梭形,两端圆钝,无间变,偶见核分裂象、脑浆水肿、透明呈空泡状。本病恶变为平滑肌肉瘤者极少见,文献报告仅有 2 例。

(二)临床表现

临床症状与肿瘤大小有关。小于 5cm 的肿瘤一般无症状。临床表现为吞咽困难者约占 47.5%,进展缓慢,呈间歇性,一般不严重;其次为疼痛,约占 45%,表现为胸骨后隐痛或上腹部疼痛,多为肿瘤压迫周围组织或神经所致,这些症状一般较轻,而中晚期食管癌为进行性吞咽困难,以及因癌肿侵犯周围组织及神经而引起的疼痛常为持续性疼痛。胸闷、上腹不适者占 40%;体重减轻者占 24%;其他症状诸如发热、嗳气、厌食以及某些非特异性的消化道紊乱症状。由于肿瘤部位的黏膜完整,故食管黏膜溃疡和继发性出血者少见。由于平滑肌瘤生长缓慢,上述症状可持续长达数年之久。如肿瘤巨大,压迫患者气管,则可出现呼吸道症状。

(三)检查与诊断

1.X 线检查 肿瘤较大者,X 线胸部平片可见食管区域的软组织阴影,巨大者可误诊为纵隔肿瘤。食管钡餐造影呈一光滑的半月形充盈缺损影。黏膜和轮廓完整,边界清楚锐利,肿瘤与正常食管壁上、下交界呈锐角。在透视下可见肿瘤活动,肿瘤上缘的正常蠕动波中断,瘤蒂附着处的正常蠕动波亦有中断现象,约半数肿瘤突入食管腔内,肿瘤表面的黏膜皱襞消失,而其对侧黏膜仍然清晰可见,此即所谓"涂抹征"。钡剂亦可沿充盈缺损处向下分流,即分流现象。一般无近端食管扩张和钡剂通过缓慢现象。肿瘤较大者,特别是当其接近贲门部时,可压迫食管,使之变扁,管腔亦随之变形。70%～80%的病例可经食管钡餐检查证实诊断。

2.食管镜检 食管平滑肌瘤黏膜完整,故食管镜检查的诊断价值有限,但可明确肿瘤的所在部位、大小、形态及数目。食管镜检查时,可见肿瘤不同程度地突向食管腔内,呈圆形、卵圆形或腊肠形,但无食管管腔狭窄。肿瘤表面黏膜光滑、皱襞消失、色泽正常,黏膜内血管曲张、肿瘤活动而不固定。内镜前端压迫肿物时可有实质性肿物在黏膜下的滑动感。应注意的是,不宜在正常黏膜取活检,避免造成食管出血、穿孔或炎症反应,引起肿瘤与黏膜粘连,手术时易损伤黏膜,影响手术,增加手术难度及术后并发症的发生率。

3.食管超声内镜检查　可显示肿瘤的轮廓,有无粘连及邻近大血管的关系。有助于选择治疗方法。

4.CT 和 MRI 检查　少数病例尤其是肿瘤位于食管中段者,应与主动脉肿瘤、血管压迫或畸形相鉴别。CT 和 MRI 检查有助于明确肿瘤大小、性质、范围、与邻近脏器的关系,有助于鉴别诊断。

(四)治疗

虽然食管平滑肌瘤属良性肿瘤,除瘤体极小、无症状、患者年老体弱、心脏功能不全者之外,均应考虑手术治疗。手术可以解除肿瘤对周围器官或重要结构的压迫。平滑肌瘤具有潜在的恶性倾向,或含有微小的平滑肌肉瘤病灶。因此,对无症状、肿瘤生长缓慢的病例,亦应手术摘除肿瘤。根据肿瘤的位置、大小、形状与胃的关系以及食管黏膜有无粘连等决定手术术式。肿瘤位于颈段者,可经胸锁乳突肌前缘切口;位于胸上中段者,宜行右后外侧切口;位于胸中下段者,若肿瘤位于食管左侧,分别选择经左胸后外侧切口,反之,选择右胸后外侧切口;靠近贲门者也可采用左侧上腹直肌切口,经腹摘除食管肿瘤。

对食管平滑肌瘤,食管部分切除的适应证为:①肿瘤环绕食管半周以上;②肿瘤直径 8cm 以上;③瘤体与黏膜粘连致密、分离困难;④合并其他食管疾病如食管癌;⑤肿瘤位于胃食管交界者。据 Seremetis 统计,10%的食管平滑肌瘤须行食管部分切除术。食管部分切除术并发症明显多于黏膜外肿瘤摘除术。死亡率为 2%～10.5%。

对肿瘤体积直径 5cm 以下、肿瘤与黏膜无粘连的病例,也可选择电视胸腔镜辅助、黏膜外肿瘤摘除术,其优点为损伤较小,患者术后恢复较快。

黏膜外食管肌层切开肿瘤摘除术为标准术式,对患者损伤小,并发症少,效果好,手术死亡率为 1.8%。进胸后,在肿瘤部位游离食管,纵形切开食管肌层,暴露肿瘤,沿黏膜外锐性或钝性分离,摘除肿瘤。摘除肿瘤后,阻断肿瘤下端食管,经胃管充气,检查证实食管黏膜完整无损后缝合肌层,并用邻近胸膜覆盖。如肿瘤较大,肌层缺损较多者,可用心包片、胸膜片、肌瓣、大网膜或人工材料等包绕、加固食管防止形成继发性憩室。

(五)术后并发症及预后

食管平滑肌瘤黏膜外肿瘤摘除或食管部分切除、食管胃吻合术后可能发生以下并发症。

1.食管漏或胃食管吻合口漏　食管平滑肌瘤黏膜外摘除术者,如术中损伤食管黏膜而修补不完善或黏膜破损未被发现,容易发生术后食管漏。而食管部分切除、食管胃吻合者,如术中未注意无菌操作,食管胃内容物污染手术野,或食管切除范围较大,胃游离不够充分导致食管胃吻合口有较大张力,或食管游离过多,吻合口血运不良,或食管胃吻合的技术因素等均可造成食管胃吻合口漏。食管漏或食管胃吻合口漏常造成严重后果。患者术后如出现高热,呼吸急促,心率加快,胸腔积液或液气胸,多提示有食管漏或食管胃吻合口漏。食管碘油造影或口服亚甲蓝试验,有助于诊断,若诊断明确,则应及时处理。漏口小者,经胸腔闭式引流,抗感染、禁食、输液等治疗,漏口有可能逐渐愈合。漏口较大者,如患者情况允许,则应及时施行漏口修补术。

2.脓胸　食管部分切除,食管胃吻合时,如食管胃内容物污染术野,而又未认真反复冲洗手术野,容易造成术后脓胸。因此,应注意术中无菌操作并应用抗生素,预防发生术后脓胸。

3.瘢痕狭窄或假性憩室　体积较大的平滑肌瘤摘除术后,因食管壁缺损较多,修复后周围组织瘢痕挛缩,后可发生食管瘢痕性狭窄或假性憩室。术中应避免不必要的意外损伤,仔细修补食管壁。若患者瘢痕狭窄较重出现吞咽困难时,则往往需要进行食管扩张或再次手术切除狭窄部位,重建食管。

食管平滑肌瘤术后预后好。术后复发者罕见。文献仅报道 2 例术后复发者,可能为多源性,并非真性复发。大组病例报道,食管平滑肌瘤摘除术的死亡率为0.9%～2%,食管部分切除术为 2.6%～10%。

三、食管息肉

(一)概述

食管息肉在食管良性肿瘤中较为常见,仅次于食管平滑肌瘤。据 Storey 统计,占食管良性肿瘤的 1/3。息肉起源于食管黏膜或黏膜下层,可发生在食管的任何部位,但多发于颈段食管,约占 80%,尤其是环咽肌附近最为多见。此病多见于老年男性,仅 8% 为青年女性。大多为单发,个别为多发。食管息肉命名仍不统一,名称较多,如纤维血管瘤、纤维脂肪瘤、黏液纤维瘤或有蒂脂肪瘤等。Bernatz 等建议,将食管息肉命名为"纤维脂肪瘤"。

(二)病理

食管息肉属腔内型病变,初期为很小的黏膜瘤。肿瘤在生长过程中,随着食管的不断向下蠕动,由其推动力使肿瘤逐渐向下延伸而形成一蒂状长圆柱形肿物,瘤蒂长短不一,长者可进入口腔。

显微镜下观,息肉含有不同来源的结缔组织成分,表面被覆一层正常的食管黏膜,有时可继发溃疡。纤维成分可为疏松组织、黏液样组织或致密的胶原组织,亦可含有数量不等的脂肪组织。

(三)临床表现

食管息肉生长缓慢,临床常无任何症状。当息肉增长到引起食管腔阻塞时,才出现不同程度的梗阻症状。常见症状有吞咽困难、呕吐、反流以及体重减轻或消瘦等,少数患者有胸骨后疼痛。若肿瘤巨大,可压迫气管,引起咳嗽,呼吸困难,哮喘甚至窒息,但反复上呼吸道感染很少见。有的息肉表面形成溃疡,可引起呕血或黑便,有的患者表现为程度不一的上腹部疼痛,个别患者有较剧烈的胸痛,类似心绞痛症状。

食管息肉的典型临床症状:患者可因阵咳或呕吐而将肿瘤呕至口腔内,或肿瘤定期出现于口腔内,患者自觉咽部有异物感或咽部有肿物感,随着吞咽动作,患者可将肿瘤重新吞咽至食管腔内。有些患者在感觉到咽部有肿物时,可用手指将其推回。因息肉可以活动,因此上述症状往往为一过性,而在就诊体格检查时多无阳性发现。因此,临床医师在详细询问患者的病史时,若有上述食管息肉的典型临床症状,则应考虑到食管息肉可能,并予以相应的检查。

(四)检查与诊断

诊断食管息肉主要依靠 X 线检查和内镜检查:

1.X 线食管钡剂造影检查　病变部位食管呈梭形扩大,管壁光滑,黏膜皱襞变平或消失。钡剂在肿瘤表面有分流或偏一侧通过。有的因息肉堵塞管腔及食管腔内有食物残渣滞留,可被误诊为贲门痉挛或狭窄,甚至将腔内肿物误诊为食管异物。食管局部管壁扩张,收缩功能良好。肿物呈一长条状、香肠状或棒状充盈缺损影,可有分叶,表面光滑,随吞咽动作而上下移动。如肿瘤表面有溃疡时应考虑有恶变可能。有时因肿物较大,在胸片上可见纵隔阴影增宽征。食管 CT 检查可显示息肉的轮廓与食管壁的关系,而且可根据观察瘤体的组织密度,初步判断肿瘤的性质。

2.内镜检查　食管镜检查对诊断食管息肉有重要价值。食管镜检查可明确肿瘤的大小、形态、部位、表面情况和硬度等。食管镜可见息肉表面光滑,呈粉红色,用食管镜的前端触及瘤体时,可感觉瘤体较软;基底部或宽阔、或有细长的瘤蒂,有蒂者息肉可以上下活动。如为血管性息肉,其色泽较深,可被压缩。瘤体表面有糜烂或溃疡者应予以活检,进一步明确其病理性质。

食管息肉应与食管平滑肌瘤、神经纤维瘤及贲门失弛症相鉴别。

(五)治疗

食管息肉一经诊断,尽早手术切除,因为息肉可发生溃疡出血、堵塞食管腔或恶变。个别患者可因肿瘤突然堵塞咽喉部,发生急性喉梗阻、窒息或(和)缺氧性心跳停止。

根据息肉的大小、部位、基底部的宽度选择治疗方法。直径<2cm 的息肉,且有蒂者可经食管镜用圈套器摘除;或经食管电灼断蒂后摘除;如息肉较大,不宜经食管镜摘除时,位于颈段食管的肿瘤可经颈部切口切开颈段食管摘除息肉:如肿瘤位于食管中下段,基底部较宽,瘤体较大者,则应剖胸手术切除。

食管息肉切除后效果满意,预后良好。如能彻底切除食管息肉的基底部,则很少复发。

四、食管囊肿

(一)概述

食管囊肿为胚胎性遗留物而非新生物。因其征象类似良性肿瘤,故一般将其视为食管的良性肿瘤,发病率低于食管平滑肌瘤和食管息肉,与食管平滑肌瘤的比例为 1:(5～8)。约占食管良性肿瘤的 2.2%。

食管囊肿的发病原因不清楚。可能起源于胚胎前肠的异位细胞,认为是肠源性囊肿的变异。食管囊肿的部位决定于基质分离的程度,外形与移位上皮的形成有关,覆盖层决定于组织来源及其分化的程度。

(二)病理

成人食管囊肿常呈椭圆形,可完全位于食管壁内,亦可通过一瘘管与食管相连。表面覆盖有一薄层肌纤维,囊肿与食管肌层或黏膜一般无紧密的粘连。大小多在 5～10cm 之间。婴幼儿可见有较大的囊肿,可占据一侧胸腔之大部,且多位于气管分叉处。囊内上皮为消化道上皮,52% 为纤毛柱状上皮,27% 为胃黏膜,10% 为鳞状上皮,其余为混合型。囊壁多由两层平滑肌组成,偶尔在囊壁内发现有软骨。囊内含有白色透明黏液或棕色黏液,如其上皮为胃黏膜,可发生溃疡、出血和穿孔。有时囊内可并发感染,但在成人少见。

(三)临床症状

食管囊肿较小时,一般无任何症状。如肿瘤较大,可因囊肿压迫邻近组织发生不同的症状。在婴幼儿常因肿瘤较大,压迫邻近组织,可以发生呼吸道症状或食管梗阻症状,出现呼吸困难或吞咽困难。成人当囊肿造成食管腔部分梗阻时,则可出现吞咽困难,反流和胸痛等症状,甚至发生呼吸窘迫。如果囊内出血,患者突然出现剧烈胸痛,此情况多发生于婴幼儿和儿童,在成人则少见。还可因穿透气管或支气管引起咯血。临床上发现食管囊肿并发颈椎或胸椎的半椎体畸形,常为并存内被胃黏膜的食管囊肿。

(四)检查与诊断

患者可以无症状,偶然体检做 X 线胸片或钡餐检查时发现。X 线所见与食管平滑肌瘤相似。在胸片上,表现为纵隔肿块影,致使气管、支气管或食管移位。在钡餐造影检查时,肿瘤上下端与正常食管壁形成的锐角不如食管平滑肌瘤明显,其余征象与食管平滑肌瘤相似。食管镜检查可以确定肿瘤的部位及大小,可发现囊肿突出于食管腔内,表面黏膜正常,质地较平滑肌瘤柔软。食管囊肿经 X 线检查和食管镜检查即可定位及确诊。禁忌经食管镜活检。

(五)治疗

依据囊肿发生的部位、大小、形态、食管受累的范围以及与食管周围器官或结构的关系等因素决定食管囊肿的治疗。在成人,小而无症状的食管囊肿,可严密观察;对大而有症状的囊肿常需要手术治疗,可将其从食管壁上摘除,但不能切开食管黏膜或过分损伤肌层。婴儿的食管囊肿与周围组织粘连较紧,而且血运丰富,增加了手术切除的难度。可以在囊肿表面作一小切口,单纯切除囊肿内壁。如果囊肿不能从食管壁上游离,则需要作食管部分切除术。食管囊肿手术治疗并发症少,治疗效果好。

五、食管乳头状瘤

(一)概述

食管乳头状瘤少见,由食管黏膜鳞状上皮局部增生形成。发病率占食管良性肿瘤的 2.2%~6.8%,好发于 50 岁左右的人群,发病原因不明,可能与局部慢性机械性、化学性、慢性炎症刺激及病毒感染有关。位于食管下段者,肿瘤的发生可能与长期胃食管反流有重要关系。食管乳头状瘤是一种癌前病变,可演变为食管鳞状上皮细胞癌或腺棘细胞癌。

(二)病理

本病可发生于食管的任何部位。肿瘤呈单发或多发,常无蒂,亦有有蒂者。常呈分枝或分叶状,突入食管腔内,表面覆盖正常食管黏膜。肿瘤多为 0.2~1.5cm,

平均 0.6cm。组织学特征为有鳞状细胞覆盖的指样突起。可分为 4 型:①原始型:肿块小而突起,无蒂或呈悬垂结构状;②疣型:黏膜上皮呈疣状增生,色苍白而透明;③芽型:类似小菜花状突出于黏膜表面;④弥漫型:黏膜较大面积变粗并有裂隙。镜下见黏膜上皮呈乳突状增生,黏膜下层有轻度圆形细胞浸润。

(三)症状

临床常无明显症状,偶有吞咽不适。

(四)检查与诊断

食管镜检查可发现肿瘤的大小及发生部位,经活检可明确诊断。

(五)治疗

食管乳头状瘤的治疗应依据肿瘤的大小而采取相应的措施,体积小者可经内镜切除或激光烧灼;瘤体较大者,特别是怀疑恶变者应经胸切开食管直视下切除肿瘤。

六、食管血管瘤

食管血管瘤较为少见,常位于食管黏膜下层,大小不同,偶呈息肉样瘤,或为黏膜下层深紫红色块。食管血管瘤由大量新生血管构成。可单发或多发。按组织类型可分为毛细血管瘤,海绵状血管瘤,混合血管瘤,静脉血管瘤,淋巴管瘤,肉芽肿型血管瘤和血管球瘤等。

本病可发生于任何年龄,男性较多,约占 80%,好发于食管中上段。

(一)临床症状

大多数患者无症状,少数患者自诉有吞咽不适或吞咽困难,偶有发生上消化道大出血者。

食管镜检查可见肿瘤为黏膜下隆起的包块,呈蓝色或红色,也有的呈分叶状或屈曲如蚯蚓状,少数瘤体较大者可阻塞食管腔。食管镜检查如疑为血管瘤,禁忌施行活检,以免引起大出血。

(二)食管血管瘤的治疗

根据病变范围不同而选择不同的治疗方法。病变弥散者以放射治疗为宜,病变局限者行局部切除,效果满意。

七、食管粒性成肌细胞瘤

粒性成肌细胞瘤常发生于舌、皮肤、皮下组织,也可发生于唇、咽、乳腺、女性外生殖器、腋下等处。发生于食管者少见,属良性病变,现已被分类为颗粒细胞瘤和血管瘤。发生于其他器官内的粒性成肌细胞瘤约 3％为恶性。本病女性多见,男女之比 2∶1。发病年龄为 19～58 岁,多为 28～48 岁。

有人认为肿瘤来源于 Schwann 细胞的可能性较大,但未被普遍承认。肿瘤呈结节状、马蹄状或息肉状,为单发,偶可多发。显微镜检查可见,细胞为多形性,聚集成结节状,脑浆淡染,内有小的嗜中性颗粒,胞核小而规则,有时可见横纹,细胞内不含脂肪,其表面的鳞状上皮可有假性瘤样增生。因瘤体小,患者多无症状,或有吞咽不适、胸骨后疼痛,或程度不同的吞咽困难等症状。本病诊断依靠食管镜检查,食管镜检可明确肿瘤发生部位及肿瘤的大小和形态,经活检而明确诊断。

治疗:可行局部切除,或黏膜外肿瘤摘除,术后效果好。

八、食管神经源肿瘤

食管神经源肿瘤非常罕见,可分为神经纤维瘤和神经鞘瘤。

本病病变多位于食管壁内,有的呈蕈状突向食管腔内。一般无临床症状,当瘤体较大时,可出现与食管平滑肌瘤的临床表现类似的症状。X 线检查及内镜检查可发现肿瘤的发生部位及大小,活检可明确诊断,本病需与食管癌鉴别。

食管神经纤维瘤无包膜,切面呈灰白色,半透明,无漩涡状结构。瘤组织由细长梭形或星形细胞组成,细胞交织排列成紊乱的网状结构,可见少量的神经鞘细胞,亦可见神经轴突。神经鞘瘤包膜完整,边界清楚。食管神经纤维瘤可分为 Antoni A 型和 B 型。A 型细胞密集排列成束,常见栅柱状或漩涡状排列;B 型细胞稀少,间质水肿疏松,颇似黏液瘤,常有小束腔形成。本病恶变率为 2％～3％。

治疗:除对老年、体弱、瘤体小、无症状可随访观察外,均应尽早手术。治疗采用肿瘤摘除术和局部切除术,预后好,复发少见。

第四节　食管癌

食管癌是发生在食管上皮组织的恶性肿瘤,占所有肿瘤的 2％。全世界每年约有 20 万人死于食管癌,发病年龄多在 40 岁以上,男性多于女性,近年来 40 岁以下发病者有增长趋势。显著的地域性分布差异是食管癌突出的流行病学特征。河南省林州市(原林县)及其毗邻的辉县、安阳等地是我国也是世界上食管癌发病率和死亡率最高的地区。高发与低发区人群的食管癌死亡率和发病率可相差 500倍,并且预后极差,中晚期患者 5 年生存率仅为 10％左右。早期食管癌 5 年生存率大于90％,但是目前用于食管癌早期诊断和人群筛查的手段有限,胃镜普查虽然有助于食管癌的早期发现,但是由于耗资、耗时和耐受性问题,难以在高发区无症状人群中广泛推广。经过进行多学科、系统性综合研究,通过人群普查和随访,明确提出食管癌变是一个多阶段进行性发展过程,并确立了食管癌前病变的概念。但食管癌变多阶段演进的分子机制尚不清楚,缺乏敏感、特异的早期诊断和生物防治的指标和方法。随着科技迅猛发展,医疗技术、手段的进步,食管癌的诊断方法也不断地提高。

一、食管癌的诊断技术

1.影像学检查

(1)X线钡餐检查:食管X线钡餐检查显示钡剂在癌肿部位停滞,病变段钡流变细;食管壁僵硬,蠕动减弱,黏膜变粗而紊乱,边缘毛糙;管腔狭窄而不规则,梗阻上段轻度扩张,可有溃疡壁龛影及充盈缺损等改变。常规X线钡餐检查常不易发现浅表性小癌肿。应用甲基纤维素钠和钡剂双重对比造影可清楚显示食管黏膜,提高食管癌的检出率。

(2)计算机体层摄影术(CT):CT扫描产生高分辨率的横断面团像,清晰地显示食管与邻近纵隔器官的关系,有助于对食管癌患者进行正确的术前分期。CT检查具有图像清晰,诊断效果好;高灵敏、高分辨力,较常规X线摄影敏感性高100倍,可发现大小在1cm以上的病变,对早期肿瘤的诊断有很大价值;横断面成像,无影像重叠等优点。但是,CT扫描也有一定的局限性,对颈段食管效果较差(因该部位脂肪较少),另外CT设备昂贵、检查费用较高。

(3)磁共振成像(MRI):MRI通过磁场和射频波扫描机体特定部位以获得该区域图像,无放射性,为非损伤性检查,但费用较贵。随着MRI技术的日益成熟,MRI检查已开始用于食管癌的诊断,其矢状位、冠状位及横断位组成的三维图像可显示食管癌肿大小、侵犯范围,了解是否存在周围临近组织及淋巴结和远处脏器转移,矢状面可显示癌肿与心脏、气管和大血管的关系。

2.拉网细胞学检查　　该检查是一种方便、安全、便于食管癌普查且在食管癌普查中发挥重要作用的检查方法。对食管癌高危人群进行拉网细胞学检查,发现该方法是高危易感人群筛检食管癌的一种可靠方法,阳性率为90％,检查阳性者须进一步做内镜与活组织检查确诊。但随着内镜技术的应用和发展,目前在医院已很少采用拉网细胞学检查。

3.内镜检查　　内镜是发现食管癌的重要途径,由于有独特的组织取材功能,可对病变进行定性分析。

(1)胃镜:检查直观,图像清晰及特异性高,胃镜可以直接观察到癌肿,同时可以方便地对病灶作刷检或夹取组织进行活检,是目前食管癌诊断的主要检查手段。对中晚期食管癌病例确诊率可达100%,对早期食管癌的确诊率50%~60%。

(2)色素内镜检查:色素内镜检查是将色素撒于或喷于食管黏膜上,通过内镜观察进行诊断的方法。可用于食管黏膜染色的试剂有 Lugol's 液、亚甲蓝、醋酸和甲苯胺蓝等,而最常用的是 Lugol's 液染色。在日本已用于食管癌的早期诊断。其方法快速、损伤小、简单易行,已成为食管癌高发区普查的常用方法。用 Lugol's 液对食管手术切除标本进行染色,发现在黏膜不染色区中,90%以上为异型细胞(包括不典型增生细胞和癌细胞)。通过亚甲蓝染色指导活检和常规内镜活检进行比较,结果发现亚甲蓝染色指导活检具有活检组织块数少和活检阳性率高的优点。有学者在此基础上开展的双重染色法,能够对恶性肿瘤进行部位、性质、范围、深度的诊断。通过采用内镜下甲苯胺蓝-Lugol's 液双重染色法对 108 例可疑食管癌患者进行检查后,认为内镜下双重染色法将有助于早期食管癌、浅表癌及癌前病变的诊断。

(3)荧光内镜:荧光内镜是以氩-镉激光、氦激光为激发光源,有的辅以光敏剂加强肿瘤色带,用高敏摄像机摄取人体组织红和绿色谱,取得谱区的荧光,利用成像颜色的差异判别良、恶性组织。采用激光诱发荧光技术自体荧光内镜下诊断食管癌,其结果准确率极高。给患者口服或注射荧光物后,用一定波长的激光通过内镜进行观察,肿瘤可出现荧光,使病变组织清晰显示,检出结果的敏感度为 97%,特异度为 95%。

(4)超声内镜检查:超声内镜检查是在通过内镜直接观察腔内异常改变的同时,于距病灶最近的位置对其进行实时超声扫描,以获得食管层次的组织学特征及周围邻近脏器的超声图像,从而提高了内镜和超声的诊断水平。食管超声内镜可准确判断癌肿侵犯食管壁的深度、局部淋巴结转移和周围脏器浸润情况;有助于早期食管癌诊断,是对食管癌最准确的术前 TNM 分期方法。但远处转移不如 CT 和 MRI。近年 EUS 逐渐应用于临床,并被认为是食管癌分期的金标准。优点是可精确测定病变在食管壁内浸润的深度、测量壁外肿大的淋巴结、区别病变在食管壁的部位。EUS 检测灵敏为 94%、特异度为 50%、阳性预测值为 82%。

4.分子生物学检查 食管癌的发生是多基因参与、多阶段演进的发展过程,癌基因激活和抑癌基因失活导致细胞增殖异常是其中的重要环节。目前发现,与食管癌相关的癌基因主要有:ras, c-myc, MDM-2, MTA1, hFRI, c-fos, c-Jun,

CyclinD,c-erb2,EGFR,Int-2 等;抑癌基因主要有:p53,p16,nm23,MTS,Rb,APC,MCC,FHIT,pas,caveolin-l,NMEST 等。通常认为癌基因和抑癌基因是一对矛盾统一体,互相制约,相互平衡,控制着细胞生长和分化。目前,尚无发现任何一种基因的单独改变能足以引起癌症,也没有发现哪一种基因改变与某种特异肿瘤相联系,因此也没有哪种试验能检测出各种肿瘤。每一种癌都有自己的分子特征,需要进行其特异性的实验。对筛查食管癌特异相关蛋白和相关分子改变,目前正在寻找用于食管癌早期诊断的标记物。但到目前为止,尚无任何一种分子生物学技术或指标能取代传统的病理学在食管癌诊断中的地位。

二、早期食管癌诊断要点

对早期食管贲门癌的诊断一定要根据患者症状、细胞学检查、钡餐食管造影和内镜以及病理检查结果综合研究分析再确定诊断。因为目前的几项诊断方法对早期病例均非绝对可靠,特别是发现几项检查结果有矛盾之处时更应慎重考虑。如 X 线诊断为早期癌,而患者又有明显的吞咽梗阻症状或食管镜表现为早期癌,然而病理及细胞学检查结果为慢性炎症等,均需要进行重复检查,甚至有时需要重复多次检查才能确诊。

1.早期症状　早期食管癌可无症状或症状轻微,如胸骨后不适、间歇性吞咽困难、咽下烧灼感、针刺样或牵拉摩擦样疼痛、异物感、上腹部不适、食物通过缓慢等。但根据文献报道早期食管癌 90% 有症状,10% 无症状。其中最主要的有 4 种症状:

(1)大口进硬食时有轻微的硬咽感。

(2)吞咽时食管内疼痛。

(3)吞咽时胸骨后闷胀隐痛不适感。

(4)吞咽时食管内异物感。

需要指出的是这些症状十分轻微并且断续发作,每次时间短暂,易被忽视。有的持续数年而无明显改变,也有的呈进行性加重,但大部分进展缓慢,详细询问病史对诊断有一定意义。必须强调这些症状并非早期食管癌所特有,慢性食管炎、进食过硬或过热食物引起的食管外伤等,都可能产生这些症状,因此应做好鉴别。

2.钡餐透视、钡餐造影　根据早期食管及贲门癌为黏膜表层的病理变化,因此早期食管癌在钡餐透视、钡餐造影时可无特异性表现或呈阴性,或仅表现为食管黏膜投影的不正常表现。为了使钡剂易于贴敷在食管黏膜上,钡剂内加阿拉伯胶,调成均匀黏稠的钡胶浆,患者采取立位,小口多次吞钡浆,转动体位多轴透视并拍摄食管黏膜像,有经验的医师可以通过钡餐造影筛选出部分早期食管癌患者,但缺乏定量及定性的指标。近来,采用气钡双对比 X 线钡餐造影能更为清晰地显示食管的黏膜相,有利于发现某些早期食管癌。据文献报道,可发现直径 2mm 的黏膜病变,能显示肿瘤对食管壁浸润的程度。

早期食管癌食管钡餐造影征象有:

(1)黏膜皱襞的改变:以增粗、迂曲最常见,其中常有 1 条或 2 条以上黏膜中断、破坏。边缘毛糙或排列紊乱,还可出现黏膜集合样改变,表现为数条黏膜相聚一点,或呈交叉相聚。

(2)局限性表浅充盈缺损:表现为边缘毛糙的局限性浅在充盈缺损,或边缘较光整的小凹陷。

(3)形成小溃疡:表现在增粗的黏膜面出现小龛影,单发或多发,附近黏膜皱襞增粗并有中断现象,食管管腔出现局部轻度痉挛。

(4)局部隆起性充盈缺损:表现为食管壁乳头状、结节状或息肉样充盈缺损,边缘毛糙不规则,局部黏膜紊乱,少数可见米粒样小龛影。

(5)食管管腔局限性僵硬:表现为食管局限性舒张度降低,呈僵硬现象。

(6)食管功能性改变:表现钡剂在病变部位流速减慢,呈现滞留或痉挛。

后两种改变常与以上表现同时存在。

这些早期癌的 X 线表现常因投照技术的关系发生人为的假象或被遗漏而无所发现。因而 X 线诊断早期癌不能作为独立的方法,必须结合患者的症状、细胞学和食管镜检查。

3.食管 CT 及 MRI　CT 及 MRI 检查对于早期食管癌的诊断帮助不大。腔内核磁内镜检查对食管癌的准确率仍不及超声内镜,对早期食管癌的诊断价值更低。

4.食管细胞学检查　食管黏膜上皮基底细胞癌变成为原位癌,在生长过程中癌细胞逐渐取代表层上皮细胞,病灶表面即暴露在食管腔内,因此容易从食管腔内得到脱落的癌细胞。用拉网细胞学检查采取脱落细胞标本直接涂片,是诊断早期食管癌的可靠方法之一。其诊断准确率可达 85%。据报道第一次拉网细胞学阳性率为 91.7%,拉网 2~3 次者,其阳性率可达到 100%。早期食管癌发现率为 14.6%,拉网法因其操作简便、阳性率高、费用低而曾被广泛应用。由于所获得的组织量极少,加之细胞变形的影响,仍存在一定的误诊率,对可疑病例应进一步行内镜检查以求确诊除外细胞学检查假阳性的可能,并明确病变的部位和范围以指导治疗。但由于内镜的广泛应用,此方法目前已很少应用。

5.内镜检查　早期食管肿瘤,通过内镜检查及组织活检、刷检等手段可以获得细胞学及酶学的诊断。因此,内镜检查已成为主要的食管癌普查手段之一。但在内镜下仅仅依靠肉眼来判别有无早期肿瘤尤其是原位癌存在一定困难。为了定性诊断,人们将各种技术与内镜相结合,产生了色素内镜、内镜超声等技术。食管镜检查的最突出的优点是通过活检与刷片细胞学检查,一般能明确食管癌的组织学诊断或细胞学类型,在食管镜下对食管癌进行细针穿刺细胞学检查结合多次咬取活检标本,进行组织学检查,诊断的准确率可达到90%~100%。

早期食管癌和贲门癌内镜形态学特征是病变处黏膜局限性充血、糜烂、粗糙感、白斑样改变、微隆起等浅表性病变。常规内镜检查可表现为:

(1)糜烂:较常见,黏膜呈局限性斑片或地图状暗红色改变,微凹,边界多清晰,典型者边缘呈鼠咬状,病变区混浊无光泽,粗糙颗粒状,多数无苔,有苔者病变多较深。

(2)发红:较常见,黏膜呈充血样发红,平坦,边界清楚或不清楚,失去正常光泽,见不到黏膜下血管或血管纹理紊乱,是食管癌最早阶段的内镜下表现。

(3)霜样白斑:较常见,微凸于黏膜,呈局限性白色隆起,高度多在1~2mm,表面粗糙,似霜样,边界多清楚。

(4)混浊:血管紊乱,黏膜出现局限性混浊,无光泽,黏膜下血管纹理消失,或紊乱,常常边界不清,是食管癌最早阶段的内镜下表现。

(5)颗粒状改变:黏膜呈粗砂纸样改变,常与其他表象共存。

(6)斑块:局限性白色或红色隆起斑块,高度2~5mm,白色斑块表面粗糙,面积可大可小。较大者多伴随其他改变,红色斑块面积多在10mm^{2}以内,成平盘状,红色病变较白色病变深。

(7)结节:红色隆起呈丘样,高度达5mm以上,病变多深。

(8)息肉样隆起:隆起呈息肉样,高度达5mm以上,有蒂或基底较窄,成白色或红色,较少见。

(9)黏膜出现白色纵行皱襞样改变:充气不消失,为单条或多条,形态长短不一,顶部可有发红糜烂等改变。

(10)出血:癌组织脆性增加,可表现为自发性出血或接触性出血,多为伴随表现,个别病例仅表现出血。

6.色素内镜检查　近年来,国内外学者均提倡应用色素内镜诊断早期食管癌,以期提高内镜检查的准确性。

(1)食管黏膜碘染色性:食管黏膜碘染色的原理基于成熟的食管鳞状上皮含有糖原,当遇到碘时被染为橙色或深棕色;当鳞状上皮发育不良或癌变时,其糖原含量减少或消失,病变区域不被碘染色,当重度炎症水肿及萎缩时也可出现类似情况。有人研究应用甲苯胺蓝进行类似染色取得较好效果,但其原理与碘染色不同,甲苯胺蓝可以被恶性上皮的核酸物质吸收呈显色反应,故病变上皮染色而正常上皮不被染色。用常规内镜和 Lugol's 液染色内镜检查进行对比研究,结果染色前不典型增生或鳞癌的检出敏感性为 62%,特异性为 79%,染色后分别为 96% 和 63%,其中 55% 中度不典型增生和 25% 重度不典型增生病例在染色后发现。

(2)亚甲蓝染色法:常食管鳞状上皮细胞不摄取亚甲蓝而不染色,但可被肠化细胞和柱状细胞摄取或与糜烂、溃疡、癌表面的白苔和坏死物质结合而染成蓝色。通过亚甲蓝染色指导活检和常规内镜活检进行比较,结果发现亚甲蓝染色指导活检具有活检组织块数少和活检阳性率高的优点。

(3)双重染色:双重染色法为亚甲蓝-Lugol's 液染色法和甲苯胺蓝-Lugol's 液染色法。亚甲蓝-Lug'ol's 液染色法:蓝色区为恶性肿瘤,棕褐色区为正常食管黏膜,介于两者之间为癌肿浸润区。甲苯胺蓝-Lugol's 液染色法:全层型上皮内癌、黏膜癌先染成青紫色,基底上皮内癌不染色,从而可以提高食管原位癌和早期癌的检出率及诊断准确率。

7.超声内镜检查　超声内镜检查(EUS)是近年来发展起来的诊断新技术,通过内镜直接观察腔内异常改变的同时,可于距病灶最近的位置对其进行实时超声扫描,以获得管道层次的组织学特征及周围邻近脏器的超声图像,还可以检测上胃肠道内的病变,诊断黏膜下肿瘤,鉴别良恶性溃疡,而且可以准确判断病变浸润及邻近转移的程度。EUS 用于判断食管癌尤其是早期癌的浸润深度优于 CT,CT 与 EUS 的准确度分别为 89%~92% 和 59%~60%,是检查黏膜内病变较准确的方法之一。

8.荧光内镜技术　内镜下荧光技术使诊断的敏感性和特异性提高,荧光技术对癌前病变、原位癌、黏膜下癌及多发病变的诊断均具有很高的价值,但是该技术尚不完善:荧光诊断受测量环境影响较大;常用的激光波长范围较窄,对组织的穿透能力较差;自体荧光较弱,影响检测的准确性;目前使用的光敏剂仍不能有效地提高荧光的对比强度;而且光敏剂无法达到与肿瘤组织的特异性结合,其毒不良反应问题需进一步解决。实现肿瘤组织与光敏剂的特异性结合也许是提高诊断特异性及敏感性的一条途径。

9.肿瘤标记物检测及基因技术在早期食管癌诊断中的作用　肿瘤标志物的检测可为肿瘤临床诊断尤其是早期诊断提供更准确的依据。各种肿瘤标记物及基因技术在食管癌的诊断中取得了一定的进展,如肿瘤抑制基因 p53 蛋白过度表达、COX、端粒酶活性表达、EGFR、C_2MYCDE 等。有些可能是食管癌的早期事件,且对食管癌变起促进作用,可能成为早期食管癌的诊断指标。

大量研究表明,慢性食管炎、Barret 食管、贲门失弛缓症、食管良性狭窄、掌拓角化症、食管裂孔疝等患者及食管癌高发区有症状或无症状普查患者均属高危易感人群。加强此类人群的筛查有利于提高早期食管癌的检出率。

但是,要实现早期食管癌的诊断,首先必须确定食管癌的高危易感人群,除具有慢性食管炎、Barrett 食管、食管上皮异型增生和贲门失弛缓症等癌前病变患者以外,食管癌家族中近亲属以及我国食管癌高发区居民均被视为高危易感人群,通过拉网细胞学或内镜检查对这些人群进行筛检,对上述检查结果阳性患者尽早行内镜下取活组织病理检查,必要时还须同时进行肿瘤标志物检测,可尽量降低早期食管癌的漏诊率,真正做到食管癌的早期诊断。各种食管肿瘤标记物对食管癌的特异性及敏感性都不能令人十分满意,临床独立应用尚有一定困难,基因诊断及治疗肿瘤研究越来越热,但真正用于临床上食管癌的早期诊断尚需进一步研究。

三、中晚期食管癌的诊断

临床上见到的食管癌多数为中晚期。食管癌好发于中段食管,其次下段食管,上段食管最少。中晚期食管癌依据食管钡餐造影表现及大体标本分为:髓质型、蕈伞型、溃疡型、缩窄型、腔内型五型。

1.症状表现 食管癌发展到中晚期由于癌肿造成管腔狭窄即产生食管癌的典型症状,它有以下几种表现。

(1)吞咽困难:食管癌发展到中期以后,绝大多数患者有进行性的吞咽困难症状。吞咽困难的程度取决于食管周径受侵范围,而与肿瘤大小关系较少。因食管壁有高度的弹性,如周径的 1/3 是正常的管壁则能吃普通饮食。一般而言,开始大口吃硬食物下咽发噎,小口慢吃或进半流质饮食时即无感觉,以后进半流食也发噎,进普食时必须用汤水送下。肿瘤再继续发展,患者只能吃流食,最后喝水也感困难。吞咽困难的程度与病理类型有一定关系,缩窄型与髓质型症状重,蕈伞型、腔内型与溃疡型往往病变很大而症状较轻。吞咽困难有时因病变部位食物堵塞而迅速加重,也可由于肿瘤溃烂脱落而减轻。它更与局部炎症水肿、精神情绪有关。因此不能单凭症状来判断病变的大小和作为诊断的依据,更不能作为某种药物或治疗方法的效果标准。

(2)呕吐:进食呕吐也是食管癌的常见症状,多半发生在梗阻比较严重的患者。由于梗阻的上段食管扩张,食物及口腔黏液潴留;另一方面,由于食管梗阻使食管腺和唾液腺反射性分泌增加。呕吐常在进食后引起,吐出大量黏液和食物,也有少数患者呕血,这是由于癌组织表面溃疡或癌穿破邻近组织引起的。

(3)胸背疼痛:有些患者在下咽食物时有胸骨后沉重、钝痛及堵塞感。少数有刺痛及烧灼感,在贲门癌的患者,有时因癌表面的溃疡被胃酸腐蚀而出现与胃溃疡相似的胃痛症状。若有持续性胸背疼痛,多半是原发癌外侵或转移癌压迫肋间神经或纵隔神经所致。

(4)体重减轻:在中晚期患者,随着吞咽困难的程度不同,有程度不同的体重减轻。出现显著的脱水、营养不良、消瘦等多半是较晚期症状。

(5)呼吸系统症状:癌压迫气管引起咳嗽、呼吸困难。当癌组织穿破气管而发生气管食管瘘时,出现进食呛咳、肺炎、肺脓肿、发热和吐脓臭气味的痰等。

(6)神经系统症状:侵犯喉返神经,发生声音嘶哑,当侵犯膈神经而致膈肌麻痹时,则可发生呼吸困难及膈肌反常运动。

(7)癌转移的现象:锁骨上淋巴结增大是食管癌远处转移最常见的部位,常伴有声音嘶哑。肝脏转移则出项肝大,食欲缺乏,后期有黄疸。发生腹腔转移时可以触及肿块及叩诊移动性浊音阳性。身体各部位的持续疼痛,应考虑有骨转移的可能。

(8)恶病质:表现为极度消瘦和衰竭。多为食管癌贲门癌最晚期的症状。

2.食管钡餐造影检查

(1)阳性表现:中晚期食管癌食管钡餐造影均能见到不同程度的阳性表现:

①管腔轮廓不规则,伴腔内充盈缺损及狭窄,边缘多不规则呈虫蚀状,狭窄常不对称。

②正常黏膜皱襞消失,代之黏膜纹紊乱、中断以及破坏消失,可见不规则结节状充盈缺损,表面凹凸不平。

③病变区管壁僵硬、扩张受限、蠕动减弱或消失。

④钡剂通过受阻或排空障碍,甚至完全梗阻。

⑤癌肿向腔外生长明显时,可在纵隔内形成软组织肿块影。

(2)各型食管癌食管钡餐造影特点

①髓质型:肿瘤多累及食管的全层,向腔内外扩展,食管壁增厚,管腔狭窄,造影显示为明显不规则充盈缺损,不同程度的管腔狭窄,其上、下缘与食管正常境界呈坡状隆起,病变区黏膜消失或破坏,由于肿块黏膜面可伴有溃疡,造影常有大小不等的龛影,有较明显的钡剂通过受阻,偶见软组织阴影,上部食管有较明显的扩张。

②蕈伞型:肿瘤成类圆形或椭圆形肿块向腔内突出,可有表浅溃疡。多显示明

显的不规则而较长的充盈缺损,其上下缘呈弧形,边缘锐利,与正常食管分界清,经常在充盈缺损区有溃疡龛影和黏膜破坏紊乱,钡剂通过部分受阻,上部食管轻度或中度扩张。

③溃疡型:溃疡较深,往往深达肌层或穿透肌层,显示为大小不等、形状不同的龛影,切线上龛影深入食管壁内,甚至突出于管腔轮廓之外,溃疡边缘隆起者,常表现为半月征,正面龛影则表现为圆形或形状不整的局限性钡剂残留。钡剂通过无明显受阻,或管腔轻度狭窄,上下部食管管腔多无扩张。

④缩窄型:癌组织沿食管呈环状浸润,管壁明显增厚,形成向心性狭窄,可见病变部位管腔呈典型的环形或漏斗状局限性狭窄,病变局限,多为 2～3cm,边缘整齐。局部黏膜消失,钡剂通过高度受阻,上部食管显著扩张。

⑤腔内型:肿瘤体积巨大,表现为癌肿向食管腔内突出。呈较大的息肉样充盈缺损,局部黏膜紊乱,肿瘤表面可有浅溃疡或糜烂,并有龛影,可见清晰的弧形边缘,如倒杯状,上、下缘锐利清楚,食管边缘不连贯。病灶所在管腔呈梭形扩张,钡剂通过顺利。

3.电子计算机断层扫描(CT)和核磁共振(MRI)检查　CT 显示正常食管为其内充盈气体、薄壁的圆形管腔,边界清楚,一般管壁厚度不超过 5mm。如管腔变形、管壁变厚、与周围器官界限不清说明食管有病变。

多数学者认为 CT 可以用来对食管癌进行手术前分期诊断,用占位效应和或脂肪间隙消失标准可以判定肿瘤向纵隔结构的直接侵犯。气管、支气管侵犯可以出现占位效应。文献报道其平均敏感率为 93%。主动脉或心包侵犯时有脂肪间隔消失,敏感率分别为 88% 和 94%,其特异性均在 90% 以上。

CT 和 MRI 对肿瘤侵犯主动脉的诊断的依据是椎旁三角形脂肪间隙的消失。正常情况下,在主动脉、食管和椎体之间形成的三角区内充填着脂肪,如果食管癌患者的这一脂肪间隙完全被软组织所取代,就提示有主动脉侵犯的发生。文献报道应用这个标准进行,CT 判断主动脉侵犯敏感度为 100%,特异性为 82%;MRI 的敏感度和特异性分别为 100% 和 86%。

但 CT 和 MRI 的第一个缺点是不能对肿大淋巴结(≥1cm)的良恶性进行诊断;第二个缺点是不能从大小正常的淋巴结中诊断出已经发生转移者。

CT 诊断纵隔淋巴结肿大不准确,其敏感性只有 40%,特异性 94%,准确率 70%,在对横膈下淋巴结受侵诊断方面敏感性 61%,特异性 94%,准确率 82%。

Moss 将食管癌的 CT 检查分为 4 期:

Ⅰ期:腔内出现肿块影,而无管壁增厚。

Ⅱ期：食管壁增厚。

Ⅲ期：食管壁增厚，且肿物延续侵及纵隔相邻气管，如气管、支气管、主动脉或心房等。

Ⅳ期：显示有远处转移。

应用 CT 检查可以确定食管肿瘤的大小、外侵情况，以及不同平面的加强检查可以显示贲门旁、胰腺、腹腔动脉和肠系膜的淋巴结有无增大，更可确定肝胆系统有无癌转移。

MRI 检查比 CT 对癌的外侵情况及有无转移更难确清晰，以便医师制订治疗计划。

4.超声波检查　对食管癌术前均应作颈、胸、腹三个部位的超声波检查，以确定有无转移淋巴结。颈部重点检查甲状腺下缘以下肩胛舌骨肌区、颈深静脉及食管旁区，双侧胸腔部位检查上纵隔、气管旁、后纵隔、肺门及横膈淋巴结；腹部检查贲门旁、脾门、胃大小弯及肝门区和后腹膜部位。早期食管癌除了原位癌，癌侵及固有膜、黏膜肌层和黏膜下层者可有 10%～20% 淋巴结转移，中期癌有 50% 以上淋巴结转移。

5.内镜检查　食管镜检查是诊断食管癌最确切的方法：内镜下表现为肿块、肿块溃疡浸润、溃疡、缩窄黏膜破坏等进行活组织病理检查可以进行病理诊断。

另外对上段食管癌患者有时还要行支气管镜检查以便对癌是否侵犯支气管及其手术切除率进行诊断和评估。

6.超声内镜检查　近年来超声内镜检查是胃肠内镜诊断的重大进展，超声内镜不仅能诊断和评价黏膜层病变，也可以诊断和评价管壁病变和管壁外的异常。声波穿过不同密度组织之间时产生界面回声，从而形成超声层次。其第 1 层是表层，第 2 层是深层黏膜，第 3 层是黏膜下层，第 4 层是肌层，第 5 层是外膜层。食管癌和贲门癌常呈管壁层状结构低回声中断。

超声内镜检查不但能对原位癌进行定位，也可以探测肿瘤侵犯程度、邻近器官受侵情况及区域淋巴结转移情况。

四、鉴别诊断

1.食管结核

(1)食管结核少见，多有结核病史，多为继发，原发者少见。

(2)临床表现多有进食发噎感，胸骨后疼痛，平均年龄小于食管癌。

(3)X 线表现：增殖型结核多见于食管中段，其次是下段，表现为局限性管壁增厚、侧壁局限性充盈缺损,大小不一,管腔狭窄程度不等,黏膜下展消失;伴有溃疡者可见黏膜不规则,管壁僵硬,但见一定的扩张度。钡流通过缓慢但无梗阻。有时在充盈缺损附近可见软组织块影。溃疡型结核病变处可见充盈龛影,多为长条状,附近黏膜有辐辏现象,好发于食管中段,管腔轻度狭窄,或管壁轻度僵硬或不明显,钡剂通过顺利,黏膜粗乱或不规则。而食管癌主要表现为管腔狭窄,管壁不整、僵硬,黏膜破坏明显,在有龛影时其周围充盈缺损特别明显而不规则。

(4)内镜下咬检病理学能明确诊断。

2.食管裂孔疝并发反流性食管炎

(1)病史较长,有长期吞咽困难、反酸、胃灼热等症状。

(2)食管钡餐造影可见下段食管管腔轻度狭窄,呈对称性,边缘较光滑,有一定扩张度,粗乱的胃黏膜经膈裂孔延入胸内。

(3)24 小时食管 pH 值监测可明确患者是否存在病理性反流、反流程度及模式。

(4)内镜检查可以对 RE 进行确诊,并评价食管炎的程度。

(5)PPI 试验,即应用较高剂量在较短的时间治疗,患者症状可以显著缓解。

3.食管平滑肌瘤

(1)吞咽困难症状较轻,进展慢。

(2)食管钡餐造影可见突向管腔的光滑圆形或"生姜"样壁在性充盈缺损,表面黏膜展平呈"涂抹征",但无溃疡,局部管腔扩张。

(3)内镜下可见隆起的圆形肿物,但黏膜正常,内镜推之可活动。

4.食管良性狭窄

(1)一般有误服史或慢性反流性食管炎等病史。

(2)食管钡餐造影可见食管狭窄,狭窄向正常食管段逐渐过渡。

(3)内镜检查病变处狭窄但组织韧而不脆,病理为炎症。但临床上要警惕在长期炎症基础上发生癌变的可能。

5.食管外压改变

(1)食管钡餐造影可见食管狭窄,但狭窄段食管黏膜无破坏。

(2)内镜下狭窄段通过顺利,黏膜光滑。

(3)胸部 CT 检查往往能发现肺部、纵隔等病变或仅仅为动脉硬化主动脉迂曲引起。

6.食管静脉曲张

(1)可有肝硬化病史。

（2）无吞咽困难或吞咽困难轻。

（3）食管钡餐造影可见食管下段黏膜皱折增粗、迂曲或呈串珠样充盈缺损，管壁柔软，管腔扩张度不受限。

（4）内镜下可见典型的黏膜下扩张、迂曲的紫色静脉血管。

第七章　肺部疾病

第一节　肺部良性肿瘤

肺的良性肿瘤约占全部经手术切除的肺部肿瘤的 1％～10％。其共同特点为：①肺部良性肿瘤病人多数无自觉症状和体征，往往在胸部 X 线检查过程中偶然发现；②肿瘤多数位于肺的周边部；③除少数病例之外，肺部良性肿瘤都比较小，直径约 2～3cm，其边缘锐利，密度均匀，形态以圆形或椭圆形为主；④肺部良性肿瘤一经发现，应及时进行外科手术切除。

一、肺错构瘤

1.病因　在肺部良性肿瘤中，肺错构瘤最为常见，约占所有肺部良性肿瘤的40％以上。其病理特点为正常组织的不正常排列和组合。

肺错构瘤发病原因和来源尚不清楚。有的学者推测肺错构瘤是组成支气管的一片组织，在胚胎发育时期发生脱落和倒转，并被正常肺组织所包围，之后在人体的成长过程中逐渐发展成为错构瘤。

由于肺错构瘤是支气管的正常组织构成的良性肿瘤，故其主要组成成分有软骨、腺体、平滑肌、脂肪及纤维组织等，具有完整包膜，有人称之为软骨腺瘤。肺错构瘤不发生恶变。

2.分型　在临床上，肺错构瘤可分为单发和多发，多发性肺错构瘤极为罕见。单发性肺错构瘤分为以下两型：

(1)肺实质内型错构瘤　占肺错构瘤的 95％以上。

(2)支气管腔内型错构瘤　罕见，约占肺错构瘤的 2％左右。

3.症状与体征　肺错构瘤男性较女性为多见，一般无临床症状。当肿瘤发展到一定大小时，如累及胸膜或刺激支气管时，病人可出现症状。如约有 20％的病人有胸痛、咳嗽、发热、血痰或气短，但这些症状均无特异性。

4.诊断要点

(1)主要依靠胸部 X 线检查。临床诊断与病理诊断的符合率为 60%以上。在 X 线胸片上,肿瘤呈圆形或椭圆形阴影,边界清楚,直径一般在 3cm 左右,其密度致密而均匀,有的病变密度不均匀或有钙质沉着,钙化影可呈"爆米花"状,此为肺错构瘤的典型 X 线表现。约 80%以上的肺错构瘤发生于肺的周边部,右肺较左肺多见,以两下肺叶最为多见。亦见于右肺中叶和左上肺后段。支气管腔内型错构瘤在 X 线胸片上不易显示肿瘤本身,但常常可以看到由于肿瘤堵在其所在部位的支气管后引起的肺不张、阻塞性肺炎或肺脓肿等继发性改变。纤维支气管镜检可以发现肿瘤。

(2)胸部 CT 扫描时也可显示出"爆米花"样征象或散在的钙化影,高分辨率的 CT 扫描更容易显示这种征象。若在 CT 扫描时发现瘤体内有脂肪组织,也提示肿瘤可能为肺错构瘤的可能性大。

5.治疗　与肺部其他良性肿瘤的治疗原则一样,肺错构瘤如无手术禁忌证,应尽早进行手术治疗。手术切口视肿瘤的部位而定,可经肋间或肋床进胸。肿瘤多位于肺实质的表面,呈圆形或卵圆形,质地较硬,用手捏住肿瘤所在部位的肺组织后进行触诊,可感到瘤体在肺实质内滑动。切开肿瘤表面的肺组织后略加分离和推挤肿瘤,肿瘤很容易从切口内挤出。若触诊时肿瘤无滑动感,应做肺楔形切除,必要时行术中冰冻切片检查。体积较大的中心型肺错构瘤,有时需要行肺叶切除术。

支气管腔内型肺错构瘤,如其远侧的肺组织正常,未发生肺脓肿或肺感染,可切开肿瘤所在部位的支气管腔,行支气管腔内错构瘤摘除术,否则应施行肺段或肺叶切除术。肺错构瘤经手术治疗后预后良好,不复发。

二、肺炎性假瘤

肺炎性假瘤是由肺内的慢性炎症产生的多种细胞、纤维结缔组织、机化组织及新生的毛细血管等成分构成炎性肉芽肿,而非真正的肿瘤。

肺炎性假瘤占肺良性肿瘤的 30%左右。发病年龄为 35～68 岁,平均年龄为 40 岁左右。

1.病因　肺炎性假瘤的发病原因仍不清楚,可能与人体的代谢紊乱、免疫反应、肺部慢性炎症、肺部病毒感染以及误吸等因素有关。

2.病理　肺炎性假瘤是一种大小不等、硬度不一及大体形态各不相同的实质性肿块,可以单发,也可以多发,其外周有一层由于肺组织受压而形成的假性包膜。

肺炎性假瘤可发生于肺的任何部位,也可见于支气管腔内。当假瘤内的细胞增生活跃,有炎性浸润或大量毛细血管增生时,在 X 线胸片或 CT 扫描片上肿块阴影可迅速增大,如果假瘤内的肉芽组织机化及毛细血管硬化后,肿块阴影的大小可在长时间内无变化。

在显微镜下,按肺炎性假瘤内所含成分不同,分为以下 3 种:

(1)假瘤以慢性炎性细胞浸润为主,如含有淋巴细胞、浆细胞、泡沫细胞、嗜酸细胞等,细胞分化成熟,形态大小较为一致。按假瘤的细胞成分,有的学者称为浆细胞肉芽肿、假性淋巴瘤等。

(2)假瘤以毛细血管增生、纤维结构组织增生以及血管壁硬化为主,称之为硬化性血管瘤。

(3)假瘤以残存的支气管和肺泡上皮增生为主,可见实性上皮团块,有作者称之为肺豫瘤。

肺炎性假瘤常常以某一种病理改变为主,同时又伴有其他病理改变。因此,统称为肺炎性假瘤;其发病无好发部位。

3.症状与体征 临床症状与肺炎性假瘤的位置有比较密切的关系:①如假瘤位于大的支气管周围,可刺激支气管引起刺激性咳嗽、咳痰及痰中带血,少数病人有咯血,一般为毛细血管出血,很少有咯血;有的病人有低热;②肺炎性假瘤压迫上腔静脉,可引起上腔静脉综合征;③假瘤突入支气管腔或发生于某一支气管腔内,可引起肺不张、阻塞性肺炎或肺化脓症;④位于肺表面的肺炎性假瘤,可引起胸膜炎及胸膜粘连而导致病人的胸痛。一般而言,约 1/3 的肺炎性假瘤有症状,约2/3或 60% 的病人无任何临床症状。

4.诊断要点 诊断主要依靠胸部 X 线检查。在 X 线胸片上,肺炎性假瘤呈圆形或椭圆形,大小 1～16cm,多为单发,边缘光滑锐利。有的肺炎性假瘤边缘不清晰,有毛刺或有分叶。两个相邻的肺炎性假瘤互相融合或在其生长过程中受到肺血管阻挡,在 X 线胸片上可看到"脐凹征"并呈哑铃形。

肺炎性假瘤发生缺血、坏死,在病灶 X 线体层片和 CT 扫描片上可见有空洞形成,有个别病灶可见钙化。假瘤内的支气管如保持通畅,可见有"气道征"。

5.治疗 由于肺炎性假瘤在手术前很难与肺癌鉴别,因此一经发现,应尽早进行外科手术治疗。手术切除的范围和术式根据病变的大小而定。

(1)病变小,位于肺表浅部位或肺周边部的肺炎性假瘤,可采用局部切除术或楔形切除术。

(2)病变较大,位于肺实质深部或靠近肺门部大血管和支气管者,需要施行肺叶切除术。极少数病例可能需要行一侧全肺切除术,尤其是术中冰冻切片检查不能排除肺恶性肿瘤,同时合并有支气管扩张症的病例。

如果肺炎性假瘤切除不彻底,术后可引起复发。因此,只要病人的一般状况好,心肺储备功能满意,尽可能彻底切除病变。

三、其他少见的肺部良性肿瘤

肺部少见的良性肿瘤有两类:

1.孤立性肺部良性肿瘤　　包括:①纤维性息肉及乳头状瘤;②颗粒细胞或肌细胞瘤;③平滑肌瘤;④纤维瘤;⑤脂肪瘤;⑥神经鞘瘤;⑦神经纤维瘤;⑧硬化性血管瘤;⑨良性透明细胞瘤——糖瘤;⑩化学感受器瘤副神经节瘤;⑪血管球瘤;⑫良性畸胎瘤;⑬肺玻璃样肉芽肿;⑭肺脑(脊)膜瘤。

2.多发性肺部良性肿瘤　　包括:①良性转移性平滑肌瘤;②淋巴管平滑肌瘤病。以上少见的肺部良性肿瘤一般无特殊的临床症状和影像学检查特征,术前很难做出诊断,绝大多数通过术后病理检查才得以确诊。这些肿瘤在手术切除后,预后良好。

第二节　肺癌

肺癌大多起源于支气管黏膜上皮,因此也称支气管肺癌。近半个世纪以来肺癌发病率和病死率显著增高,已成为危害生命健康的重要疾病。在欧美工业发达国家和我国的一些工业大城市,肺癌发病率在男性恶性肿瘤中已居首位。我国男性肺癌发病率一般占恶性肿瘤的第 4 位,女性占第 5 位。肺癌以男性为多,男女之比为 4:1~6:1,近年来女性肺癌的发病率也明显增高。肺癌多发生于 40 岁以上人群。

一、病因

肺癌的病因与其他肿瘤相比,相对较为清楚。它与吸烟、职业及大气污染、环境因素有关。调查研究证明:①吸烟者比不吸烟者肺癌发生率高 20 倍;②吸烟与肺癌的发生有剂量效应关系,即吸烟越多,发生肺癌的机会越多;③戒烟可以减少肺癌的发生。吸烟可引起肺癌的主要原因是烟草中含有烟草焦油、3,4-苯并芘、亚硝胺等十多种有害致癌物质。某些工业生产及矿区职工肺癌的发病率较高,可能与长期接触石棉、铬、镍、钢、锡、砷、铀等放射性元素有关。工业发达、空气污染严重的地区肺癌发病率高于工业不发达地区,城市居民高于农民,近郊高于远郊。这可能与煤和石油燃烧后释放出二氧化硫、煤焦油,特别是3,4-苯并芘等可致癌的有害气体有关。它们直接作用于和环境空气接触面积最大的肺脏,使其成为致癌因素的靶器官。因此,应该提倡戒烟,加强治理工矿、城市环境污染和"三废"处理工作。此外,人体内在因素如免疫状态、遗传因素、肺部慢性感染性疾病等,可能对肺癌的发生有一定影响。

二、病理

肺癌可起源于从主支气管到细支气管的黏膜上皮。早期局限于基底膜内者称为原位癌。肺癌可向支气管管腔和(或)邻近的肺组织内生长,并可通过淋巴、血管或经支气管转移扩散。肺癌的生长速度及转移扩散情况与癌瘤的组织学类型、分化程度等生物学行为有关。

肺癌的分布右肺多于左肺,上叶多于下叶。在其生长过程中,癌瘤可引起支气管部分或完全阻塞,产生局限性肺气肿、阻塞性肺炎或肺不张。起源于主支气管、肺叶支气管,位置靠近肺门者称为中心型肺癌;起源于段以下支气管,位置在肺的周围部位的肺癌,称为周围型肺癌。

(一)大体类型

肺癌的大体类型可以分为以下几种。

1.管内型　肿瘤局限于支气管管腔内,可以有管壁侵犯,管壁外的肺组织内无肿瘤浸润。有些肿瘤呈菜花样或息肉样,并可有蒂。

2.管壁浸润型　此型不形成肿块,而是浸润破坏支气管壁,并侵入周围肺组织。

3.球型　肿瘤形成球样肿块,与周围组织分界清楚,直径<5cm,边缘可呈小分叶状。

4.块型　肿块直径>5cm,形状不规则,分叶较大,周围可有卫星灶,可形成空洞或坏死空腔。

5.弥漫型　肿瘤呈弥漫性生长,常以多个大小不等的散在结节分布在多个肺叶内,甚至两侧肺内。

(二)组织学类型

一般将肺癌分为两大类,即非小细胞癌(NSCLC)和小细胞癌(SCLC)。非小细胞癌又分为3种主要组织学类型,即鳞状细胞癌(鳞癌)、腺癌、大细胞癌。

1.非小细胞癌　鳞癌最常见,约占50%。年龄大多在50岁以上,男性较多。

大多起源于较大支气管,多为中心型肺癌。虽然鳞癌分化程度不一,但在常见的各型肺癌中此型生长速度较缓慢,病程较长。对放疗、化疗比较敏感,因此其5年生存率相对较高。通常先经淋巴途径转移,血行转移较晚。

腺癌发病年龄轻,以女性多见,多数起源于较小支气管,仅少数起源于大支气管,约75%的腺癌为周围型肺癌。早期往往无症状,多在胸部X射线检查时发现,表现为圆形或类圆形分叶状肿块。一般生长较慢,但早期即可发生血行转移,转移灶甚至先于原发灶被发现。淋巴转移发生较晚。细交气管肺泡癌是腺癌的一种特殊类型,起源于细支气管黏膜上皮或肺泡上皮,所以又称细支气管肺泡细胞癌。发病率低,以女性多见。分化程度较高,生长慢。癌肿沿细支气管、肺泡管和肺泡壁生长,不侵犯肺泡间质。淋巴和血性转移较晚,但可侵犯胸膜或经支气管形成肺内播散。X射线片上表现为结节型和弥漫型,前者为单个或多个结节,后者类似支气管肺炎的形态。

大细胞癌极少见,大多起源于大支气管。恶性程度高,常发生脑转移后才被发现。预后很差。

2.小细胞癌(未分化小细胞癌) 发病率比鳞癌低,发病年龄较轻,以男性多见。一般起源于较大支气管,多为中心型肺癌。又可分为燕麦细胞癌、中间细胞癌及混合型3个亚型。分化极差,生长快,恶性程度高,较早出现淋巴和血行广泛转移。一般发现3~6个月死亡,5年生存率1%~3%,对放射和化学疗法虽较敏感,但在各型肺癌中预后最差。

此外,尚有混合型肺癌,指同一癌灶中含有两种不同类型的癌肿组织。如腺癌内有鳞癌组织,鳞癌中有腺癌组织,鳞癌或腺癌与小细胞癌并存。

(三)肺癌的播散

有以下3种途径。

1.直接扩散 肺癌形成后,癌肿沿支气管壁并向管腔内或腔外生长,可以造成支气管腔部分或全部阻塞,多见于中心型肺癌。周围型肺癌则以膨胀性及浸润性生长进行扩散。癌肿可直接扩散侵入邻近肺组织,并穿越肺叶间侵入相邻的其他肺叶。癌肿的中心部分可以坏死液化形成癌性空洞。此外,随着癌瘤不断生长扩大,还可以侵及胸内其他器官及胸壁。

2.淋巴转移 是肺癌的主要转移途径。小细胞肺癌较早即可经淋巴转移。鳞癌和腺癌也常经淋巴道转移扩散。癌细胞经支气管周围和肺血管周围的淋巴管,侵入邻近的肺段或肺叶支气管旁淋巴结,然后,再到达肺门或气管隆突下淋巴结,或侵入纵隔和气管旁淋巴结,最后锁骨上前斜角肌淋巴结和颈部淋巴结受累。纵隔和气管旁以及颈部淋巴结转移一般发生在肺癌同侧,但也可以在对侧,即所谓交叉转移。肺癌侵入胸壁和膈肌后,可向腋下或上腹部主动脉旁淋巴结转移。

3.血行转移　是肺癌的晚期表现。小细胞癌和腺癌较鳞癌更多发生血行转移。一般是癌细胞直接侵入肺静脉,再经左心随大循环转移到全身各处器官和组织,常见的有肝、骨、脑、肾上腺等。

三、临床表现

肺癌的临床表现与其部位、大小、对支气管的影响、是否压迫和侵犯邻近器官及有无远处转移有密切关系。早期肺癌,特别是周围型肺癌往往没有任何症状,大多在胸部 X 射线检查时发现。中心型肺癌出现症状相对较早,但 X 射线征象出现较晚。最常见的症状按发生频率为:①咳嗽,多数为干咳,无痰或少痰,占各种症状的 67%～87%。以咳嗽为始发症状的占全体病例的 55%～68.4%。②咯血,出现于 31.6%～58.5% 的病例中,多数为间断发作,痰中带血丝或血点,大咯血少见。以此为始发症状的占病例总数 1/3。一般人对痰中带血还是重视的,是促使患者就医的主要原因之一,医生务必小心诊断。③胸痛占病例的 34.2%～62%,多数为隐痛,24% 的病例以此症状开始。如果疼痛剧烈,应考虑胸膜种植、肋骨受侵等可能。④气短,出现在 10%～50% 的病例中,约 6.6% 的患者以气短为首发症状,其原因早期系肿物堵塞支气管造成肺段或肺叶不张,经过短期适应气短可缓解。如气短严重则提示胸腔或心包腔积液、气管或隆突受压或病变有广泛肺转移,病程已晚。⑤发热,出现在 6.6%～39% 的病例中,以此为首发症状的占 21.2%。常为低热。原因是肿瘤阻塞支气管造成堵塞部远端节段、叶甚至全肺不张。如继发感染,也可发热不退。这种阻塞性肺炎,有时 X 射线表现如大叶肺炎,抗感染治疗有时也能见效,病肺复张因而误诊为单纯肺炎。但往往时隔不久,在原来部位炎症再发。炎症反复出现于肺的某一固定部位,应警惕肿瘤阻塞支气管腔引起。

晚期肺癌压迫侵犯邻近器官组织或发生远处转移时,则产生下列表现:①压迫或侵犯喉返神经,出现声带麻痹,声音嘶哑;②压迫或侵犯膈神经,导致膈肌麻痹;③压迫上腔静脉,出现上腔静脉综合征,表现为面部、颈部、上肢和上胸部静脉怒张,上胶静脉压升高;④压迫食管引起吞咽困难;⑤侵犯胸膜时出现大量血性胸腔积液引起气促,侵犯胸膜及胸壁可导致持续性剧烈胸痛;⑥肺尖癌可以侵犯压迫第 1 肋骨、锁骨下动静脉、臂丛神经及颈交感神经,产生剧烈胸肩痛、上腔静脉怒张、水肿、臂痛及上肢运动障碍,同侧眼睑下垂、瞳孔缩小、眼球内陷、额面无汗等颈交感神经综合征。肺癌血行转移后,根据侵入的器官不同而产生相应的症状。

少数肺癌患者,由于癌肿产生一些内分泌物质,临床上出现非转移性全身症状,表现多种多样。如类癌综合征、Cushing 综合征、男性乳房肥大、重症肌无力、多发性神经炎等。这些症状在切除肺癌后可能缓解或消失。

四、诊断

早期发现、早期诊断、早期治疗是提高肺癌治愈率、改善预后的关键。因此,应当广泛进行防癌的宣传教育,劝阻吸烟,加强环境"三废"治理,建立和健全肺癌防治网络,对高危人群定期进行胸部 X 射线普查。对中年以上持续干咳、血痰的患者,应积极检查。

诊断肺癌的主要检查方法有以下 10 种。

(一)X 射线检查

这是诊断肺癌的重要方法,包括胸部平片、断层摄影、支气管造影及 CT 检查。因肺癌类型不同,X 射线表现差异较大。大多数肺癌患者可经胸部 X 射线检查而获得临床诊断。

中心型肺癌的 X 射线表现,在早期可以无异常 X 射线征象。若癌肿阻塞支气管,远端肺组织发生感染,受累的肺段或肺叶出现肺炎征象。支气管管腔被癌肿完全阻塞后,可以产生相应的肺叶一侧、全肺不张或肺段实变等。

在断层 X 射线片上可显示突入支气管腔内的肿块阴影,管壁不规则,增厚或管腔狭窄、阻塞。支气管造影可显示管腔边缘残缺或息肉样充盈缺损,管腔中断或不规则狭窄。肿瘤侵犯邻近肺组织和转移到肺门纵隔淋巴结时,可见肺门区肿块,或纵隔阴影增宽,轮廓呈波浪形,肿块形态不规则,边缘不整齐,有时呈分叶状。纵隔淋巴结压迫膈神经时,可见膈肌抬高,透视可见膈肌矛盾运动。气管隆凸下肿大的转移淋巴结,可使气管分叉角增大,相邻的食管前壁也可受压。晚期病例还可看到胸膜积液或肋骨破坏。

周围型肺癌最常见的 X 射线表现,为肺野周围孤立性圆形或椭圆形块影,直径从 1～2cm 到 5～6cm 或更大。块影轮廓不规则,常呈现小的分叶或切迹,边缘模糊毛糙,常发出细短的毛刺。少数病例在块影内偶见钙化点。周围肺癌长大阻塞支气管管腔,可出现节段性肺炎或肺不张。较大的肿瘤中心部分坏死液化,可显示厚壁偏心空洞,内缘凹凸不平呈虫蚀状,很少有明显的液平面。结节型细文气管肺癌的 X 射线表现,为轮廓清楚的孤立球形阴影;弥漫型细支气管肺泡癌 X 射线表现为浸润性病变,轮廓模糊,从小片到一个肺段或整个肺叶,类似肺炎。

电子计算机断层扫描(CT)可显示横断面结构图像,密度分辨率高,对于隐蔽区(如肺尖、膈上、脊柱旁、心后方、纵隔等处)的早期肺癌诊断及明确有无纵隔淋巴结转移较有价值。

磁共振(MRI)又称核磁共振,其优点是容易区别纵隔、肺门血管与肿块及淋巴结,且多面成像,能更好地确定肿瘤范围及血管受累情况,对比分辨率好。但由于肺部含气高,效果不如CT,且价格昂贵,应用还不广泛。

(二)痰脱落细胞学检查

是简单、有效的诊断方法之一。肺癌表面脱落的癌细胞可随痰咯出,痰细胞学检查找到癌细胞可明确诊断。痰细胞学检查以中心型肺癌阳性率较高,准确率可达80%以上。特别是伴有血痰的病例,痰中找到癌细胞的机会更多,多次送痰检查可以提高检出率。

(三)纤维支气管镜检查

是确诊肺癌的重要检查方法,能直接窥视到4～5级支气管内的癌肿肿块或浸润,以及间接病变如隆突或嵴部增宽、支气管狭窄甚至阻塞、支气管开口移位。并可取小块组织(或穿刺病变组织)行病理检查,也可以经支气管刷取肿瘤表面组织或吸取支气管内分泌物进行细胞学检查。还可以经静脉注射血叶琳衍生物48～72h后,经纤维支气管镜激光照射在肿瘤部位产生荧光。

(四)经皮肤、肺穿刺检查

对周围型肺癌是取得细胞学诊断的可靠方法,阳性率较高。但可并发气胸、血胸、脓胸及癌细胞沿针道播散,所以应严格掌握适应证。目前在CT引导下肺穿刺,准确性较高,而并发症减少。肺癌有切除可能时,术前病理确诊并非必需。

(五)放射性核素肺扫描检查

某些放射性核素如^{67}Ca、^{197}Hg与肺癌及转移灶有亲和力,静脉注射后肺扫描见肺癌部位呈放射性密集区为阳性扫描。阳性率可达90%左右,特异性不强,肺部炎症及其他非癌性病变可呈假阳性。

静脉注射^{113}In巨聚白蛋白或^{99m}Tc聚合白蛋白后行肺扫描,癌区由于血流量减少而呈放射性核素稀疏区或缺损区,叫阴性扫描,对中心型肺癌诊断价值较大。但导致肺血流量降低的其他疾病也会呈类似现象。

(六)纵隔镜检查

可直接观察气管前隆凸下及两侧支气管区淋巴结情况,并可取淋巴结及其他组织活检,明确肺癌是否已转移到肺门和纵隔淋巴结。纵隔淋巴结广泛转移者,不适宜手术治疗,预后差。中心型肺癌纵隔镜检查阳性率较高。

（七）转移灶活检

晚期肺癌病例已有锁骨上、颈部、腋下等处淋巴结转移或出现皮下结节者可切取病灶组织病理切片检查，或穿刺抽取组织做涂片检查，以明确诊断。

（八）胸腔积液或胸膜活检

穿刺抽取胸腔积液后，经离心沉淀做涂片检查，寻找癌细胞。胸膜活检可取到癌转移组织。两者结合，可提高阳性率。

（九）剖胸探查

肺部肿块经多种方法检查，病变性质不明，而肺癌又不能排除时，如患者全身情况许可，应行剖胸探查。术中根据病变情况或冰冻切片检查结果，给予相应的治疗，以免延误病情。

（十）常用肿瘤标志物检查

癌胚抗原、β_2-微球蛋白、铁蛋白、神经元特异性烯醇化酶是肺癌常用的肿瘤标志物，具有一定的辅助诊断、判断预后及疗效监测作用。

五、肺癌的分期和 TNM 分类

肺癌的分期对临床治疗方案的选择具有重要指导意义。世界卫生组织按照肿瘤的大小（T）、淋巴结转移情况（N）和有无远处转移（M）将肺癌加以分类。

六、鉴别诊断

肺癌症状缺乏特征性且较复杂，其影像学所见又与肺部一些常见疾病如肺结核、支气管肺炎、肺脓肿近似。实际上它还能造成继发的阻塞性炎症、肺化脓症及肺不张，故误诊率相当高，使相当一部分患者丧失了根治的机会。这就要求专业工作者不但要熟悉肺癌各发展阶段的病理改变及其相应的临床表现，还要掌握肺部常见疾病的病理和临床表现，从各种貌似相同而实际有差别的主客观发现中去伪存真，做出正确的鉴别。

（一）肺结核

1.结核球应与周围性肺癌相鉴别　　肺结核是最需要与肺癌鉴别的肺常见病。结核球与类圆形周围型肺癌最易混淆。结核球多见于 40 岁以下年轻人，少见痰带血，病程较长，发展缓慢。病变常位于尖后段或下叶背段，16％～28％患者痰中发现结核菌。周围型肺癌多见于 40 岁以上患者，痰带血较多见，痰中癌细胞阳性者达 40％～50％。在影像学方面，结核球多呈圆形，直径一般不超过 5cm，边界光滑，密度不均,可见钙化,周围可见卫星状结核灶。如中心液化出现空洞,多居中、壁薄且内缘光滑。周围型肺癌上下叶分布差别不大,多见结节状,有毛刺及胸膜皱缩,可出现厚壁偏心空洞,内缘凹凸不平呈虫蚀状。

2.粟粒状肺结核需要与弥漫型细支气管肺泡癌鉴别　前者一般多见于青年人,有明显全身结核中毒症状,抗结核治疗可以改善症状,使病灶逐渐吸收消散。弥漫型细支气管肺泡癌痰中可找到癌细胞。

3.肺门淋巴结核与中心型肺癌相鉴别　二者在 X 射线胸片上都可以表现为肺门肿块阴影,但肺门淋巴结核多发生于青少年,多见于右上纵隔气管旁,有结核感染症状,很少咯血。中心型肺癌多见咯血及肺不张改变。

值得注意的是,在中国肺结核病较多的情况下肺结核与肺癌共存的机会并不少。二者的临床表现及 X 射线表现又相似,易影响肺癌的早期诊断。因此,当治疗肺结核过程中有的病灶吸收好转,而另外病灶继续增长恶化时,应高度警惕两种病的并存。应进一步做痰液细胞学检查及支气管镜检查。

(二)肺部炎症

1.阻塞性肺炎　支气管肺炎发病较急,感染症状明显;X 射线检查为边界模糊不清的片状或斑点状阴影,密度不均匀,感染不局限在一个肺段或肺叶内,抗菌药物治疗效果较好,可以使症状迅速消失,肺部病变吸收较快。肺癌致阻塞性肺炎可在相同部位反复发作,往往局限在一个肺段或肺叶内。

2.肺脓肿　肺癌中心液化坏死形成癌性空洞时,X 射线表现常需与肺脓肿相鉴别。肺脓肿在急性期有明显感染症状,可有大量脓痰,X 射线检查示空洞壁较薄,内壁光滑,常有液平面,脓肿周围的肺组织或胸膜常有炎性改变。支气管造影常可见空洞充盈,并常伴有支气管扩张。

(三)肺部其他肿瘤

1.肺部良性肿瘤　如错构瘤、纤维瘤、软骨瘤等有时需与周围型肺癌鉴别。肺部良性肿瘤,一般生长较慢,病程较长,临床上大多无症状,X 射线片上多呈现接近圆形的块影,密度均匀,边缘清楚、整齐,多无分叶及毛刺,可有钙化点。

2.支气管腺瘤　是一种低度恶性的肿瘤,发病年龄比肺癌轻,女性发病者多,临床表现及 X 射线表现有时与肺癌相似,常反复咯血。应行纤维支气管镜检查,不能明确诊断者应尽早行剖胸探查术。

(四)纵隔肿瘤

中心型肺癌引起肺不张,不张的肺叶包绕肺癌肿块及肿大淋巴结形成紧贴纵隔的致密阴影,需要与纵隔肿瘤相鉴别;发生在纵隔侧胸膜下的周围型肺癌浸润纵隔,也易与纵隔肿瘤相混淆。一般纵隔肿瘤症状较肺癌轻,肿瘤增大至一定程度对其他器官产生不同程度压迫时才出现相应症状,X射线显示纵隔肿瘤阴影与纵隔相延续,不能分开,与纵隔形成钝角。纵隔镜检查有助于确定诊断。

七、治疗

肺癌的治疗方法目前主要有手术治疗、放疗、化疗、中医中药治疗以及生物治疗等。目前尽管80％的肺癌患者在诊断明确时已失去手术机会,但手术治疗仍然是肺癌最重要和最有效的治疗手段,根治性切除到目前为止是唯一有可能使肺癌患者获得治愈从而恢复正常生活的治疗手段。然而,目前治疗肺癌的所有方法临床效果均不能令人满意,因此必须适当地进行综合治疗以提高治疗效果。具体的治疗方案应根据肺癌的TNM分期、病理细胞类型、患者的全身情况及其他有关因素等,进行详细的综合分析后再做决定。

非小细胞肺癌和小细胞肺癌在治疗方面有较大的不同。一般来说,凡非小细胞肺癌病灶较小,局限在支气管和肺内,未发现远处转移,患者能耐受手术治疗者,均应采取手术治疗,并根据术中发现的情况、病理类型、细胞分化程度、淋巴结转移程度决定综合治疗方法。通常情况下,T_1或$T_2N_0M_0$患者以根治性手术治疗为主,而Ⅱ期、Ⅲ期患者则应做手术前后化疗和放疗等综合治疗,以提高治疗效果。

以往认为小细胞肺癌在较早阶段就发生远处转移,手术难以治愈,主张采用放射治疗和药物治疗。目前则多采用化疗-手术-化疗、化疗-放疗-手术-化疗、化疗-放疗-化疗等积极的综合治疗,疗效有明显提高。

(一)手术治疗

手术治疗的目的,是最大限度地切除肺原发肿瘤和局部转移的淋巴结,并最大限度地保留健康肺组织。

肺切除术的范围,决定于病变的部位和大小。对周围型肺癌,一般施行解剖性肺叶切除术;中心型肺癌,一般施行肺叶或一侧全肺切除术。有的病变主要位于一个肺叶内,但已侵入局部主支气管或中间段支气管,可以切除病变的肺叶及一段受累的支气管,再吻合支气管上下切端,即袖状切除。非小细胞肺癌T_1或$T_2N_0M_0$患者手术治疗后,约半数患者可获得长期生存。

手术禁忌证:①胸外淋巴结(锁骨上、腋下)转移;②远处转移,如脑、骨、肝等器官转移;③广泛肺门、纵隔淋巴结转移无法清除者;④胸膜转移,癌肿侵入胸壁和肋骨,虽然可以与病肺一并切除,但疗效不佳,肺切除术应慎重考虑;⑤心、肺、肝、肾功能不全,全身情况差的患者。

（二）放疗

放疗是局部消除肺癌病灶的一种手段。临床上主要使用钴治疗机和直线加速器，其他如中子刀、光子刀、γ刀等也属于放疗的范围。

在各型肺癌中，小细胞肺癌对放疗敏感性较高，鳞癌次之，腺癌和细支气管肺癌最低。单独应用放疗，3 年生存率约为 10%。通常是将放疗、手术、药物疗法综合应用，以提高治愈率。临床上采用的是术后放疗，对未能切除的肿瘤，手术中在残留的癌灶区放置小的金属环或银夹作标记，便于放疗时准确定位。一般在术后 1 个月左右，患者健康情况改善后开始放疗。为了提高肺癌切除率，有的病例可行术前放疗。

放疗适应证：①晚期中心型肺癌，放疗可使肿瘤缩小，提高手术切除率；②不能切除的晚期患者放疗可改善肺不张、阻塞性肺炎、上腔静脉压迫综合征及骨转移疼痛等症状；③手术切除不彻底时，术后根据术中放置的金属夹进行定位，辅助放疗；④拒绝手术的患者可试用放疗，一般在术后 1 个月左右患者健康状况改善后进行，剂量为 40～60Gy，疗程约 6 周。

放疗可以引起倦乏、食欲减退、低热、骨髓造血功能抑制、放射性肺炎、肺纤维化和癌肿坏死液化形成空洞以及局部皮肤损伤等反应和并发症，在治疗中应注意。

（三）化疗

肺癌的手术治疗和放疗均是局部治疗，常因肿瘤早期转移而不能根治，因此，对肺癌的化疗日益增多。化疗作用遍及全身，对分化程度低的肺癌，尤其是小细胞肺癌，疗效较好。但单纯药物治疗肺癌，仅起到姑息性减轻症状或暂时缓解的作用，在与手术、放疗等疗法综合应用时可以提高治愈率。

常用于治疗肺癌的化疗药物有环磷酰胺（C）、5-氟尿嘧啶、丝裂霉素、紫杉醇、吉西他滨、阿霉素（A）、甲基苄肼，长春新碱（V）、顺铂（P）、环己基亚硝脲等。根据癌肿组织类型合理选用药物和完善给药方式（间歇、短程、联合给药）可以提高疗效。对小细胞肺癌，多种药物均敏感，常用的化疗方案有 CAV 及 VAC。非小细胞肺癌化疗效果较差，有人用 CAP 等方案，可以参考。

化疗对肺癌的治疗效果仍然较差，症状缓解期较短，不良反应较多，常见的不良反应有恶心、呕吐、头晕、倦乏、骨髓抑制及脱发等。阿霉素对心脏毒性较大，临床应用时要掌握药物的性能和剂量并密切观察不良反应；出现严重不良反应时，要及时调整药物剂量或暂缓给药。

（四）中医中药治疗

中医应用辨证论治法则,主要采用扶正固本、清热解毒、活血化瘀等疗法治疗肺癌。其作用为:①对失去手术机会,又由于多种原因不能耐受化疗、放疗者,可使多数患者症状改善,食欲增强,寿命延长;②减轻放疗或化疗的不良反应;③少数中药有抑制癌细胞生长的作用。

（五）生物治疗

近年来,实验研究和临床观察发现,人体的免疫功能低下与肺癌的生长发展有一定的关系,因此促进了免疫治疗的应用。免疫治疗的具体方法包括:①特异性免疫疗法,用经过处理的自体肿瘤细胞或加用佐剂后,做皮下接种进行治疗(肿瘤疫苗);②非特异性免疫疗法,用卡介苗、短小棒状杆菌、转移因子、干扰素、胸腺肽等生物制品或左旋咪唑等药物以激发和增强人体免疫功能。

随着生物工程进展,生物治疗已不局限在免疫治疗领域,它已包括对生物反应有调控活性的物质(如白细胞介素、肿瘤坏死因子等生物反应调节剂)治疗以及基因治疗。生物治疗是当今科研热点之一,目前仅能作为一种辅助疗法,还不能完全靠它清除癌肿。

（六）靶向治疗

郝塞汀单抗治疗,依瑞沙、他西瓦抑肿瘤血管生成。

第八章　心脏疾病

第一节　急性心力衰竭

一、概述

急性心衰可分为急性左心衰和急性右心衰。后者较少见,往往由急性右心室梗死或大面积肺梗死所致。急性左心衰则较为常见,系由于各种心脏疾病引起的急性左心室心肌收缩力显著降低,或表现为心室负荷加重或左心房排血受阻,导致左心室排血不足,肺循环压力急剧升高,发生肺瘀血的临床表现。本节主要讨论急性左心衰。

二、临床表现

主要为肺水肿,有突发的呼吸困难,伴或不伴哮鸣音,呈端坐呼吸、焦虑不安。早期呈间质性肺水肿表现:呼吸频速、咳嗽而无泡沫样痰,呼吸音粗,有哮鸣音和肺底细湿啰音。中晚期呈肺泡性肺水肿表现:极度气急、焦虑烦躁、有濒死感;吸气性肋间隙和锁骨上窝凹陷,呼吸音粗糙响亮;剧咳伴粉红色泡沫样痰,两肺满布哮鸣音和中粗湿啰音。严重患者可出现低血压、心源性休克,伴大汗、皮肤湿冷、苍白、发绀,甚至有意识障碍。

三、诊断

根据典型的症状和体征,有的患者还有基础心脏病的病史和表现,诊断一般不困难。须与重度发作的支气管哮喘相鉴别,此症患者多有反复发作史,肺部主要为哮鸣音,干啰音,很少表现为湿啰音,也无大量泡沫样血痰。还需与成人急性呼吸窘迫综合征(ARDS)相鉴别,此种患者的呼吸困难和体位关系不大,血痰呈稀血水样而非泡沫样,且无颈静脉怒张、奔马律等。急性左心衰伴心源性休克时需与其他原因所致的休克相鉴别。心源性休克常伴发肺瘀血和肺水肿,其他原因的休克则不可能存在此种伴发现象。

四、治疗方案和原则

1.一般治疗　　①应置于监护病房,密切观察病情和生命体征;②体位:取坐位,双腿下垂;③高流量吸氧;④四肢轮换扎止血带。

2.一般药物治疗　　①吗啡 3～5mg,静脉注射 3 分钟,必要时 15 分钟后可重复,共 2～3 次;或 5～10mg 皮下或肌内注射;②呋塞米 20～40mg,静脉注射,必要时可重复;③氨茶碱 0.25g 葡萄糖水稀释后静脉缓慢推注(10 分钟),必要时 4～6 小时后可重复;④糖皮质激素,地塞米松 5～10mg,静脉注射。

3.血管活性药物应用　　①硝酸酯类:硝酸甘油静脉滴注,起始剂量 5～10μg/min,可递增至 100～200μg/min;或硝酸异山梨酯 1～10mg/h 静脉滴注;②硝普钠,起始剂量宜小,25μg/min,根据血压调整至合适的维持量;③儿茶酚胺类正性肌力药:多巴胺 5～15μg/(kg·min),多巴酚丁胺 3～10μg/(kg·min),均静脉滴注;④磷酸二酯酶抑制剂:米力农先给予负荷量 50μg/kg,继以 0.375～0.75μg/(kg·min)静脉滴注;⑤BNP:重组 B 型钠尿肽(rhBNP)先给予负荷量 1.5～2μg/kg 静脉推注,继以静脉滴注维持 0.0075～0.01μg/(kg·min)。

4.伴低血压倾向患者静脉用药的选择　　根据收缩压和肺瘀血情况来选择用药:①收缩压>100mmHg,有肺瘀血:可应用呋塞米加血管扩张剂(硝酸甘油、硝普钠);②收缩压 85～100mmHg,有肺瘀血:应用血管扩张剂和(或)正性肌力药(多巴酚丁胺、磷酸二酯酶抑制剂);③收缩压<85mmHg,无肺瘀血,也无颈静脉怒张:快速补充血容量;④收缩压<85mmHg,有肺瘀血:在血流动力学监测下补充血容量(肺嵌压应≤18mmHg),应用多巴胺或去甲肾上腺素等。

第二节　窦性心律失常

一、窦性心动过速

(一)概述

正常窦性心律冲动起源于窦房结,随年龄、性别和体力活动等不同窦性心律频率有所不同。成人 60～100 次/分,6 岁以下的小孩可大于 100 次/分,初生婴儿则可达 100～150 次/分。窦性心律频率超过正常的上限,即称为窦性心动过速。窦性心动过速十分常见,通常都是自律性的增加,正常人在情绪激动、焦虑、饮酒、体力活动、运动、吸烟、喝茶或咖啡时可发生,病理状态如发热、甲状腺功能亢进、心力衰竭、贫血和休克以及应用肾上腺素、异丙肾上腺素和阿托品等药物也可引起窦性心动过速。另有部分为窦房结折返性心动过速和不适当窦性心动过速。前者较少见，患者窦房结内存在与房室结双径路相似的纵向分离，窦房结及其结周组织构成折返回路，可由异位搏动引发心动过速。患者多存在基础心脏病，常见于冠状动脉粥样硬化性心脏病、风湿性心脏病和心肌病，可发生于任何年龄，尤其是伴窦房结病变的老年人。后者为发生于正常人群的非阵发性窦性心动过速，无明显的生理、病理诱因，静息时窦性心律增快，特征为持续心律增快且对最低耐量呈心率过度反应，其可能机制为窦房结自律性增加或窦房结自主神经调节异常，交感神经张力过度增高而迷走神经张力减弱。

（二）临床表现

1.临床特点　患者常主诉心悸，心率在 100～180 次/分，有时也可达到 200 次/分。自律性增加者为心率逐渐增快。窦房结折返性心动过速临床症状轻微或缺失，易情绪激动。体力负荷增加等为诱因，可有自主神经失调的表现。发作呈突发突止特点，多由异位搏动引发，而不是生理因素导致。心悸时可伴有恐惧及多尿。开始发作较少，之后逐渐增加。不适当窦性心动过速患者表现为持久的心悸，静息状态下心率达到或超过 100 次/分，症状严重者近似晕厥，发作和终止均有移行过程。

2.心电图特点　频率在 100～180 次/分，P 波形态、激动顺序与窦性 P 波相同或相似。窦房结折返性心动过速发作之初可有心律不齐，终止时可见 PP 间期逐渐延长（窦房折返环中的文氏现象），终止后间歇等于或略长于窦性周期。刺激迷走神经可使频率减慢，停止后又恢复原来水平。

（三）诊断要点

（1）具有上述临床表现及心电图特点。

（2）诊断不适当窦性心动过速需确定症状与静息状态下或极易诱发的窦性心动过速有关，排除房性心动过速以及其他自律性增高的窦性心动过速。Holter 监测白天心率在 100 次/分以上，夜间心率可正常。

（四）治疗方案及原则

（1）窦性心动过速一般不必进行抗心律失常治疗。治疗应针对原发病本身，同时去除诱因。

（2）症状明显者可选用腺苷、维拉帕米或地尔硫䓬，持续心动过速可选用 β 受体阻滞剂减慢心率。

（3）对症状较重的窦房结折返性心动过速和不适当窦性心动过速可选择射频消融治疗。

二、窦性心动过缓

(一)概述

当窦性心律频率低于60次/分时,称为窦性心动过缓。窦性心动过缓常伴有窦性心律不齐。常见于健康成人,尤其是老年人、运动员和睡眠时。心率在40次/分以上者,主要由于迷走神经张力增高所致。药物如β受体阻滞剂、钙离子通道阻滞剂、洋地黄、胺碘酮以及镇静剂、拟胆碱能药物等也可引起心动过缓,其他原因包括自主神经功能紊乱、颅内疾患、严重缺氧、低温、高血钾和甲状腺机能减退等病理状态。窦房结病变如病态窦房结综合征、下壁心肌梗死亦常发生窦性心动过缓。

(二)临床表现

1.临床特点　窦性心动过缓心率不低于50次/分时,患者通常无症状。心率过低可因心搏出量减少而导致血压降低,有头晕、乏力眼花甚至晕厥症状,严重者可诱发心绞痛或心力衰竭。

2.心电图表现　窦性心律,P波形态与正常窦性P波一致,心率小于60次/分,常伴有窦性心律不齐,严重者可有逸搏。

(三)诊断要点

(1)伴或不伴心动过缓症状。

(2)心电图或Holter平均心率小于60次/分。

(四)治疗方案及原则

(1)如果患者无症状,可以不必治疗。

(2)因心动过缓出现心排血量不足症状时,可应用阿托品、异丙肾上腺素以及麻黄碱等药物,同时积极治疗原发病,去除引起窦性心动过缓的原因。但长期药物治疗往往效果不确切,易发生副作用。

(3)药物治疗无效或者需应用负性变时作用药物时,应行永久起搏器置入。

三、窦性停搏

(一)概述

窦房结在一个或多个心动周期中不能产生冲动,以致未能激动心房或整个心脏时,称为窦性停搏或窦性静止。迷走神经张力增高(如压迫颈动脉窦、刺激咽部、气管插管等)或颈动脉窦过敏时均可发生窦性停搏,急性心肌梗死、脑血管意外、麻醉、缺氧和窦房结自身病变等亦可导致窦性停搏,也有由奎尼丁、乙酰胆碱、钾盐和洋地黄类药物导致者。

（二）临床表现

1.临床特点　长时间窦性停搏无逸搏发生时,患者会出现头晕、黑矇、抽搐或短暂意识障碍,严重者可发生 Adams-Stokes 综合征乃至死亡。

2.心电图特点　心电图表现为较正常的 PP 间期显著长的间期内无 P 波产生,或 P 波与 QRS 波均无,长的 PP 间期与基本窦性 PP 间期无倍数关系。长间歇后可出现交界性或室性逸搏。

（三）诊断要点

(1)窦性停搏的相关症状。

(2)心电图长时间无 P 波产生。

（四）治疗方案及原则

参考窦性心动过缓。

四、窦房传导阻滞

（一）概述

窦房结发出的冲动传导至心房时发生延缓或阻滞,部分或全部不能到达心房,引起心房和心室停搏,称为窦房传导阻滞(窦房阻滞)。迷走神经张力增高和颈动脉窦过敏、急性下壁心肌梗死、心肌病、洋地黄或奎尼丁中毒、高血钾时可发生窦房阻滞。

（二）临床表现

1.临床特点　同窦性停搏。

2.心电图特点　窦房阻滞按其程度可分为一度、二度和三度。由于体表心电图不能显示窦房结电活动,因而诊断一度窦房阻滞,三度窦房阻滞与窦性停搏鉴别困难,只有二度窦房阻滞可以从心电图上表现出来。二度窦房阻滞分为莫氏Ⅰ型(文氏)阻滞和莫氏Ⅱ型阻滞。文氏阻滞表现为 PP 间期逐渐缩短,直至脱落出现一次长 PP 间期,此长 PP 间期短于基本 PP 间期的两倍,应与窦性心律不齐鉴别。莫氏Ⅱ型阻滞表现为 P 波之间出现长间歇,是基本 PP 间期的倍数,由此可区别于窦性停搏。窦房阻滞后可出现交界性或室性逸搏心律。

（三）诊断要点

(1)临床症状。

(2)二度窦房阻滞主要由心电图诊断。

（四）治疗方案及原则

（1）患者无明显心动过缓相关症状可不必治疗，需定期随访观察。

（2）有症状的病态窦房结综合征患者应接受起搏治疗，如不伴房室传导异常，可选用心房单腔起搏，否则应选用双腔起搏以维持正常的房室激动顺序。部分单独窦房结病变患者会逐渐进展至双结病变。窦房结变时功能不良患者应置入频率适应性起搏器。

（3）慢快综合征患者，使用抗心律失常药物以及洋地黄等药物会加重心动过缓或房室传导阻滞，可在起搏治疗后应用抗心律失常药物或行射频消融治疗心动过速。

五、病态窦房结综合征

（一）概述

病态窦房结综合征（SSS），简称病窦综合征，是由于窦房结或其周围组织病变导致功能减退，使窦房结冲动形成或向心房传导障碍，产生多种心律失常和多种症状的临床综合征。包括窦性心动过缓、窦性停搏、窦房阻滞和慢快综合征。病窦综合征常同时合并心房自律性异常和房室传导阻滞。冠心病、胶原病、心包炎淀粉样变性、纤维化和脂肪浸润、退行性病变、心脏手术等均可损害窦房结，使窦房结与心房的连接中断。迷走神经张力增高、蛛网膜下腔出血、药物毒性（洋地黄、奎尼丁、β受体阻滞剂等）以及高血钾均可引起病窦综合征。

（二）临床表现

1.临床特点　本病发病年龄不限、病程不一，患者表现为与心动过缓、心动过速有关的症状。

（1）心动过缓所致症状：以脑、心、肾等脏器供血不足尤其是脑血供不足症状为主。轻者乏力、反复发作的头昏、眼花、失眠、胸痛、心悸、胸闷、记忆力差、反应迟钝或易激动等，易被误诊为神经症，老年人还易被误诊为脑血管意外或衰老综合征。严重者可引起短暂黑矇、近乎晕厥、晕厥、抽搐或 Adams-Stokes 综合征发作。心排出量过低严重影响肾脏等脏器灌注，还可致尿少、消化不良。

（2）心动过速所致症状：部分患者合并短阵室上性快速心律失常发作，即慢快综合征。快速心律失常发作时，心率可突然加速达 100 次/分以上，持续时间长短不一，患者可有心悸、心绞痛等症状，心动过速突然中止后可有心脏暂停伴或不伴晕厥发作。

（3）原有心脏病症状加重，引起心力衰竭，可因冠状动脉供血不足表现为心悸、胸闷、气促、心绞痛甚至心肌梗死。

2.心电图特点　心电图可表现为非药物引起的严重而持久的窦性心动过缓、窦性停搏或窦房阻滞、交界性或室性逸搏心律、房室传导阻滞、慢快综合征(缓慢性心律失常与快速心律失常交替出现,后者多为心房扑动或心房颤动以及房性心动过速),快速心律失常自动停止后,窦性心律常于长达2秒以上的间歇后出现。双结病变患者心电图表现为房室交界区逸搏延迟出现(逸搏周期＞1.5秒)、房室交界区逸搏心律过缓(交界区心率＜40次/分)、房室传导阻滞,偶见合并束支传导阻滞。Holter检查可有与症状相关的显著心动过缓。

（三）诊断要点

(1)临床症状即心电图典型表现可确定诊断。

(2)Holter记录到与晕厥等症状相关的显著心动过缓,可提供有力证据。

(3)固有心率测定低于正常值。

(4)阿托品试验或运动试验不能使心率明显增加,存在窦房结变时功能不良。

(5)食管调搏或心内电生理检查测定窦房结恢复时间或窦房传导时间异常,但敏感性和特异性较差,临床意义不大。

(6)除外生理性如老年、睡眠或运动员心动过缓,排除药物和甲状腺功能减退、黄疸等其他病理状态。

（四）治疗方案及原则

(1)患者无明显心动过缓相关症状可不必治疗,需定期随访观察。

(2)有症状的病态窦房结综合征患者应接受起搏治疗,如不伴房室传导异常,可选用心房单腔起搏,否则应选用双腔起搏以维持正常的房室激动顺序。部分单独窦房结病变患者会逐渐进展至双结病变。窦房结变时功能不良患者应置入频率适应性起搏器。

(3)慢快综合征患者,使用抗心律失常药物以及洋地黄等药物会加重心动过缓或房室传导阻滞,可在起搏治疗后应用抗心律失常药物或行射频消融治疗心动过速。

第三节　二尖瓣疾病

一、二尖瓣狭窄

（一）概述

各种原因损害二尖瓣装置结构(包括二尖瓣环、二尖瓣前、后瓣叶、腱索和乳头肌)中的某一部分,致使二尖瓣口不能适当地开放,引起二尖瓣口的阻塞,即称二尖瓣狭窄。正常二尖瓣口面积约 4~6cm^2,瓣口面积<2cm^2 称为二尖瓣狭窄,1.5~2.0cm^2 为轻度狭窄,1~1.5cm^2 为中度狭窄,<1.0cm^2 为重度狭窄。最常见病因为风湿病,患者中 2/3 有风湿热史,青、中年多见。其他非风湿性病因有:左心房黏液瘤、先天畸形、结缔组织病、二尖瓣环钙化、缩窄性心包炎(局限于左房室沟处的心包缩窄)等。成人二尖瓣狭窄几乎均由风湿热引起,二尖瓣环及环下区钙化造成的二尖瓣狭窄多发生于老年人。二尖瓣狭窄的基本病变是瓣膜炎症粘连、开放受限,造成狭窄。

(二)临床表现

瓣口面积>1.5cm^2 时多无症状,或仅在劳力活动时出现气促、咳嗽。常在瓣口面积<1.5cm^2 时出现明显症状。

1.呼吸困难　随病情进展可依次出现劳力性呼吸困难、日常活动引起呼吸困难及端坐呼吸。劳累或情绪激动等应激情况下可出现急性肺水肿。

2.咳嗽　多在夜间睡眠时及劳动后。多为干咳,并发感染时可咳黏液样或脓痰。

3.咯血　可表现为痰中带血或血痰、大量咯血或粉红色泡沫痰。其中后者为急性肺水肿的特征。

4.嘶哑　为左心房扩大和左肺动脉扩张压迫左喉返神经所致。

5.胸痛　约 15% 的患者有胸痛表现。

6.右心衰竭症状　病情进展至右心衰时,可出现腹胀、胃胀痛、腹泻、少尿、水肿等症状。

7.并发症　主要并发症有心律失常(以房性期前收缩、房速、房扑、房颤等房性心律失常多见)、急性肺水肿、充血性心衰、血栓栓塞、肺部感染、感染性心内膜炎。

(三)诊断要点

(1)有或无上述症状出现。

(2)心尖区闻及隆隆样舒张期杂音。

(3)X 线、心电图显示左心房扩大。

(4)超声心动图有二尖瓣狭窄的征象是重要的诊断依据。

(四)治疗方案及原则

1.内科治疗　病因治疗(如积极预防和治疗风湿活动);减少或避免剧烈体力活动;治疗并发症(包括咯血、左心衰和右心衰、心律失常、抗凝治疗血栓栓塞等)。

2.介入治疗　对单纯二尖瓣狭窄患者,可予经皮穿刺导管球囊二尖瓣扩张成形术。介入治疗适应证为:①心功能Ⅱ~Ⅳ级;②瓣膜无钙化,腱索、乳头肌无明显病变;③二尖瓣狭窄瓣口面积在 0.6~1.5cm^2;④左心房内无血栓;⑤近期无风湿活动,或感染性心内膜炎已完全控制,无动脉栓塞的病史等。

3.外科治疗　手术目的在于扩张瓣口,改善瓣膜功能。①二尖瓣分离术:适于单纯狭窄,无瓣膜明显关闭不全、明显钙化,瓣叶柔软,无风湿活动,心功能Ⅱ～Ⅲ级者;②人工瓣膜置换术:适于瓣膜病变严重(如粘连、钙化、缩短变形、无弹性之漏斗型二尖瓣狭窄等)或伴有明显关闭不全者,心功能不超过Ⅲ级。

二、二尖瓣关闭不全

(一)概述

二尖瓣装置结构(包括二尖瓣环,二尖瓣前、后瓣叶,腱索和乳头肌)中的任一部分发生结构异常或功能障碍造成二尖瓣口不能完全密闭,使心室在收缩时,左心室血液反流入左心房,即称二尖瓣关闭不全。二尖瓣关闭不全的病因大多为风湿病,患者中约1/2合并有二尖瓣狭窄,男性多见。其他非风湿性病因有:冠心病等多种疾病导致的乳头肌功能衰竭、二尖瓣脱垂、左心室增大致功能性二尖瓣关闭不全、先天性畸形、二尖瓣环钙化、结缔组织病等。慢性二尖瓣关闭不全的主要病理生理改变是左心室每搏量的一部分反流入左心房,使向前射出的每搏量减少,随病程进展,由于左心房、左心室的扩大和压力的增高,可导致肺瘀血、肺动脉高压和右心负荷增大,而使右心室、右心房肥大,最终引起右心衰竭。而急性二尖瓣关闭不全患者由于原左心房大小和顺应性正常,一旦出现急性二尖瓣反流,左心房压和肺毛细血管楔压会迅速升高,导致肺瘀血、急性肺水肿发生。

(二)临床表现

急性重度二尖瓣关闭不全常很快出现气促、乏力、心悸等症状。慢性者病程较长,症状出现很晚。

(1)轻度二尖瓣关闭不全者,多无明显自觉症状。

(2)中度以上二尖瓣关闭不全,因回流入左心房血量增多,心搏量减少,可出现疲倦、乏力和活动后气促等症状。

(3)重度二尖瓣关闭不全可出现劳力性呼吸困难、疲乏、端坐呼吸等,活动耐力显著下降。

(4)较晚期时可出现急性肺水肿、咯血和右心衰竭症状,但发生率较二尖瓣狭窄低。

(5)晚期右心衰竭时可出现肝脏瘀血肿大、有触痛、踝部水肿、胸腔积液或腹腔积液。

(6)急性二尖瓣关闭不全可很快发生急性左心衰竭或肺水肿。

（7）体征：心尖部可闻及全收缩期吹风样杂音，吸气时减弱；可伴第一心音减弱。若系二尖瓣脱垂所致者在心尖区可闻及收缩中晚期杂音伴收缩中期喀喇音；心界向左下扩大，呈抬举样搏动；肺动脉高压和右心衰竭时，可有颈静脉怒张、肝大、下肢水肿。

（8）并发症：呼吸道感染、心力衰竭、房颤（慢性者多见，出现较晚）、感染性心内膜炎（较二尖瓣狭窄患者多见）、栓塞等。

（三）诊断要点

（1）既往有风湿热史或手术创伤史。

（2）心尖区有抬举样搏动并闻及响亮的全收缩期杂音向左腋下传导。

（3）X线、心电图提示左心房扩大、左心室肥厚。

（4）超声心动图有二尖瓣关闭不全的征象是重要的诊断依据，并有助于明确病因。

（四）治疗方案及原则

1. 急性二尖瓣关闭不全　①内科治疗：急性者如果平均动脉压正常，可使用减轻心脏负荷的血管扩张剂治疗，包括静脉滴注硝普钠或硝酸甘油、酚妥拉明以降低肺动脉高压、增加心排血量、减少反流量，ACEI、肼屈嗪等亦有助于减少反流量；②经皮主动脉内球囊反搏装置（IABP）治疗：对于无左室肥厚、扩张而出现急性肺水肿、心源性休克者，尤其心肌梗死后发生乳头肌、腱索断裂时，IABP治疗有助于稳定病情过渡到外科手术治疗；③外科治疗：医源性或感染性心内膜炎和腱索断裂引起的急性二尖瓣关闭不全，经内科或IABP治疗无效者需立即行二尖瓣成形术或瓣膜置换术。

2. 慢性二尖瓣关闭不全　①内科治疗：病因治疗（如积极预防和治疗风湿活动）；限制体力活动和钠盐摄入；治疗并发症（包括心力衰竭、房颤、抗凝治疗预防血栓栓塞等）；无症状、左心功能正常的患者可长期随访，无需特殊治疗；②外科治疗：二尖瓣关闭不全和反流会增加心脏负荷，最终只能靠外科手术恢复瓣膜的完整。应正确把握手术时机，早期手术能取得良好的远期预后，一旦出现左心室功能严重受损，LVEF<30％、左心室舒张末内径>80mm，已不适于手术治疗。

可选择的外科术式包括二尖瓣置换术和二尖瓣成形术。二尖瓣置换术适应证为：①二尖瓣狭窄伴关闭不全以关闭不全为主或虽有狭窄，但为漏斗型病变；②心功能Ⅲ～Ⅳ级或有急性二尖瓣关闭不全，症状进行性恶化并出现急性左心衰时；③年龄>75岁的老年患者；④连枷样瓣叶引起的二尖瓣反流；⑤左心室功能衰竭，

LVEF<50％、左心室收缩末径>45mm、平均动脉压>20mmHg 者,可考虑瓣膜置换术。二尖瓣成形术适应证:为瓣环扩张或瓣膜病变轻、活动度好、非风湿性关闭不全的病例,如二尖瓣脱垂、腱索断裂等。

第四节　感染性心内膜炎

一、概述

感染性心内膜炎(IE)是由各种病原体感染所致的心瓣膜或心内膜的炎症和伴随的全身性病理过程。感染的病原体主要为细菌,也可为真菌、病毒、立克次体、衣原体等。其临床特点是发热、贫血、心脏杂音、瓣膜关闭不全、脾大、心内膜赘生物及导致的血管栓塞现象。

感染性心内膜炎可以发生于原有心脏瓣膜病或先天性心血管畸形的患者,也可发生于原无心脏疾病的正常心内膜。经由静脉、动脉进行心导管诊断检查和介入治疗亦可导致心内膜炎。近年来,毒品静脉注射所致的感染性心内膜炎有逐年增多的趋势,这类心内膜炎多累及右侧心脏,三尖瓣是最常罹患之处。

根据发病情况和病程,感染性心内膜炎可以分为急性和亚急性,此外也有将感染性心内膜炎分为自体瓣膜心内膜炎、人造瓣膜心内膜炎和药瘾者心内膜炎。

感染性心内膜炎的预后与瓣膜条件、病原体种类和全身状况因素等有关系,而能否早期诊断,早期治疗,使用合理、有效和足量的抗生素治疗甚为重要。

二、临床表现

1.发热　是最常见的症状,除少数老年或心肾衰竭重症患者外,在病程中几乎每例均有不同程度的发热。

2.心脏杂音　几乎所有的患者均可闻及心脏杂音,其特点是原有心脏杂音的变化或出现新的杂音。

3.动脉栓塞　可发生脑、肾、脾、肺、冠状动脉、肠系膜动脉和肢体动脉栓塞。

4.周围体征　现已少见。可表现为瘀点、指(趾)甲下条纹状出血、Roth 斑、Osler 斑或 Janeway 损害。

5.感染的非特异性症状　贫血较常见,另外可见脾大及杵状指(趾)。

6.并发症　①充血性心力衰竭:为最常见的并发症。主要由瓣膜关闭不全引起;②细菌性动脉瘤:多无症状,可摸及搏动性肿块;③迁移性脓肿:多发生于肝、脾、骨髓和神经系统;④神经系统:可出现脑栓塞、脑细菌性动脉瘤、脑出血、脑脓肿、中毒性脑病、化脓性脑膜炎的表现;⑤大多数有肾损害:包括肾动脉栓塞和肾梗死、肾小球肾炎。

三、诊断要点

诊断感染性心内膜炎的 Duck 标准:

(一)临床标准

1.确诊 IE

(1)病理学标准:①病原体:经血培养得以表现,包括源于手术当中的赘生物,血栓赘生物到心内脓肿。②病理学损害:赘生物或心内脓肿组织学证实为急性 IE。

(2)临床标准:①2 项主要标准;或②1 项主要标准与 3 项次要标准;或③5 项次要标准。

2.可能 IE　①1 项主要标准与 1 项次要标准;或②3 项次要标准。

3.排除 IE　①确定的其他诊断证据;②抗生素治疗≤4 天其临床表现消失;③经≤4 天抗生素治疗,外科手术或尸检未发现病理学证据。

(二)主要标准

1.血培养阳性

(1)IE 的典型致病菌。

(2)持续性阳性:①间隔 12 小时以上抽取的血培养;②所有 3 次或≥4 次中的大多数血培养阳性(第一次与最后一次相隔≥1 小时)。

2.心内膜受累的证据

(1)超声心动图检查阳性:①瓣膜或腱索等有摆动的团块;或②心脏脓肿;或③置换的瓣膜有新的部分裂开。

(2)新的瓣膜反流。

(三)次要标准

1.易感染因素　易于感染的心脏基础疾病或注射药物滥用。

2.发热　体温≥38℃。

3.血管现象　大动脉的栓塞,化脓性肺梗死,真菌性血管瘤,颅内出血,Janeway 结节。

4.免疫学现象　肾小球肾炎,Osler 结节,Roth 斑点,类风湿因子。

5.微生物学证据　阳性血培养但未达到主要标准,或有感染性心内膜炎相关性微生物活动性感染的血清学证据。

6.超声心动图　与感染性心内膜炎一致但未达主要标准。

四、治疗方案和原则

1.感染性心内膜炎的预防。

2.感染性心内膜炎的药物治疗

(1)基本原则:早期用药,剂量要足,疗程宜长。选用杀菌剂,监测血清杀菌滴度。调整药物剂量,联合用药,根据血培养和药敏试验结果选药。

(2)抗生素治疗:对确定的细菌选择敏感的抗生素是内科治疗的重要措施。

3.外科治疗　对有适应证的患者在心脏出现严重病理改变前和一般情况较好时实施心脏手术方可改善预后。

(1)自体瓣膜心内膜炎需手术的指征:①急、慢性主动脉瓣或二尖瓣关闭不全伴进行性心功能不全;②有瓣周损害的证据(局部感染未控制);③7~10天充分的抗生素治疗感染未控制;④抗生素治疗但疗效不好的微生物;⑤赘生物超过10mm(治疗前或治疗1周后);⑥抗生素治疗后仍有多发性栓塞或赘生物出现阳性栓塞症状。

(2)人工瓣膜心内膜炎需手术的指征:①人工瓣膜植入后不久发生感染性心内膜炎;②伴血流动力学异常的人工瓣膜功能障碍;③出现瓣周病变;④抗生素治疗7~10天仍发热或充分的抗生素治疗仍有复发性栓塞;⑤耐药性病原菌;⑥赘生物引起阻塞症状。

参考文献

1.赵珩、高文.胸外科手术学.北京:人民卫生出版社,2017.

2.惠建军.胸心外科疾病诊疗.长春:吉林科学技术出版社,2013.

3.付向宁.胸外科疾病诊疗指南.北京:科学出版社,2013.

4.郭兰敏,范全心,邹承伟.实用胸心外科手术学.北京:科学出版社,2010.

5.阴彦龙.临床心血管疾病诊疗学.长春:吉林科学技术出版社,2012.

6.胡盛寿.心胸外科学高级教程.北京:人民军医出版社,2012.

7.何疆春,李田昌.心血管疾病风险评估的现状与展望.心血管病学进展,2013,34(01):50-55.

8.姚震,陈林.我国心血管疾病现状与展望.海南医学,2013,24(13):1873-1876.

9.易淑明,成建初.胸部损伤患者继发肺部感染原因分析及防治对策.中华医院感染学杂志,2013,23(19):4686-4688.

10.吴俊鹏,张寒.微创纵隔切除手术与传统开胸手术在纵隔肿瘤患者治疗中的应用.中国民康医学,2017,29(14):81-82.

11.崔海峰.微创胸腔镜手术治疗纵隔肿瘤的疗效及对并发症的影响探究.齐齐哈尔医学院学报,2017,38(16):1880-1881.

12.赵华谦,祝传智.严重胸部损伤合并多发伤 283 例预后因素分析.陕西医学杂志,2013,42(11):1506-1507.

13.孙效辉,解明然,熊燃,等.胸腔镜肺段切除术治疗肺部疾病的临床疗效分析.临床肺科杂志,2014,19(12):2236-2238.

14.高治宇.心血管疾病治疗新进展及展望.世界最新医学信息文摘,2016,16(46):201+205.